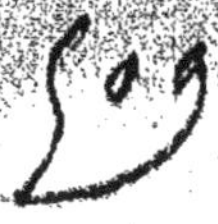

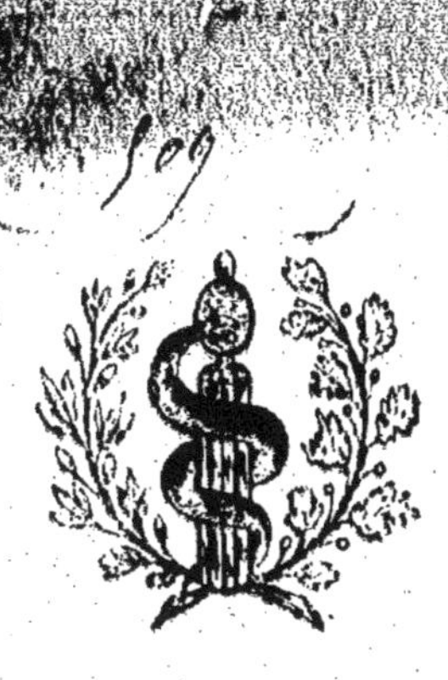

Dr ANTOINE MELLIÈS
Médecin Stagiaire au Val-de-Grâce.

TRAITEMENT DE LA PÉRITONITE infectieuse généralisée POST-OPÉRATOIRE

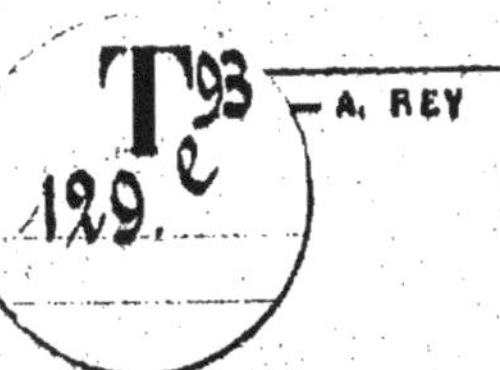

A. REY

TRAITEMENT

DE LA PÉRITONITE

infectieuse généralisée

POST-OPÉRATOIRE

TRAITEMENT
DE LA PÉRITONITE
infectieuse généralisée
POST-OPÉRATOIRE

PAR

Le Dr Antoine MELLIÈS

Médecin stagiaire au Val-de-Grâce.

LYON

A. REY, IMPRIMEUR DE LA FACULTÉ DE MÉDECINE

4, RUE GENTIL, 4

1897

C'est pour nous un grand honneur d'inscrire le nom de M. le professeur Poncet en tête de ce modeste travail. A ce maître appartiennent et l'idée première de notre thèse et les quelques notions intéressantes qu'elle peut renfermer; nous lui devons plus encore : durant trois semestres, stagiaire assidu de son service, nous avons appris près de lui la plus grande partie de nos connaissances chirurgicales; nous sommes fier d'avoir été son élève, qu'il daigne accepter l'hommage de notre profonde reconnaissance.

A M. le Dr Villard iront ensuite nos remerciements.

Nous ne pourrons jamais oublier ses causeries cliniques au lit du malade, non plus que sa bienveillance et sa bonté connue de tous; lorsque nous lui avons demandé conseil, l'amabilité de son accueil nous a laissé confus; nous ne savons comment le remercier.

Que M. le Médecin-Major Rioblanc, répétiteur de l'Ecole, nous permette de l'assurer de notre gratitude; il nous a puissamment aidé pour la rédaction de ce travail; nous nous souviendrons toujours qu'il fut notre premier maître en chirurgie.

Nous remercions enfin tous ceux de nos maîtres civils ou militaires qui nous ont porté quelque intérêt ou témoigné quelque sympathie.

Que Mme Ville et M. le professeur Ville nous permettent de rendre un public hommage à leur grande sollicitude pour nous.

M. Rivals, conseiller à la cour d'appel de Montpellier, a droit aussi à toute notre reconnaissance pour ses encouragements, ses conseils et ses bontés.

Nous emportons le meilleur souvenir de nos camarades de promotion et surtout de nos intimes, les Drs Rauzy, Boullier, Tartavez ; et nous assurons nos bons amis de Montpellier, les Drs Orssaud et Dubois, d'une inaltérable amitié.

A. M.

INTRODUCTION

Le 13 juin 1897, M. le professeur Poncet communiquait à la Société de Médecine de Lyon l'histoire d'une malade affectée de septicémie péritonéale post-opératoire et sauvée par une seconde laparotomie.

L'observation était intéressante; ajoutée aux cas de Jullien, Chambers et autres, elle pouvait servir de contre-partie aux interventions malheureuses de Munde et Routier et peut-être infirmer les rigoureuses condamnations dont Schrœder, Hofmeier, Hegar, Kaltenbach et Pozzi ont frappé la réouverture de l'abdomen dans les cas de péritonite infectieuse généralisée post-opératoire.

Tel a été le point de départ de ce travail.

Une étude complète des péritonites consécutives aux opérations abdominales était un sujet trop vaste; nous ne pouvions l'entreprendre, bien qu'aujourd'hui encore, malgré la thèse de Levrat, 1880, et celle de Jayle, 1895, l'infection péritonéale post-opératoire soit mal connue. De cette revue critique générale qui restait à faire en entier, il nous a suffi d'envisager un seul point, le plus obscur peut-être, mais à coup sûr le plus intéressant et qui est le traitement.

La conduite du chirurgien dans les cas de péritonite post-opératoire était ces derniers temps une question plus ou moins à l'ordre du jour, à l'Académie de médecine, à la Société de chirurgie, au Congrès de chirurgie allemand ; les comptes rendus de ces diverses réunions savantes ont facilité notre tâche ; en nous faisant connaître les idées d'hommes éminents, ils nous ont permis de mener à bonne fin une étude pour laquelle il aurait fallu plus de connaissances chirurgicales et surtout plus d'expérience vécue.

Nous ne pouvions compter sur les données fournies par la littérature médicale; dans nos recherches, nous n'avons pu trouver de travail complet sur le sujet; quelques articles épars çà et là dans les journaux, quelques renseignements puisés dans les traités spéciaux d'intervention abdominale ou dans les ouvrages généraux de chirurgie, voilà à quoi se réduit tout ce qu'on a écrit sur la question : on parle peu des insuccès opératoires surtout lorsqu'ils peuvent reconnaître pour cause une faute ou une maladresse du chirurgien; le plus souvent, on résume alors son observation en quelques mots : *malade opéré de laparotomie, mort le troisième jour d'infection;* de traitement il ne saurait en être question. Il semble que le chirurgien plein de courage pour combattre une infection péritonéale grave, mais dont il n'est pas la cause, soit complètement paralysé lorsqu'il s'agit d'enrayer le mal que son intervention a déchaîné. C'est contre cette tendance que nous essaierons de réagir.

Nous diviserons notre étude en sept chapitres dont voici les sujets :

TRAITEMENT
DE LA PÉRITONITE
infectieuse généralisée
POST-OPÉRATOIRE

CHAPITRE PREMIER

GÉNÉRALITÉS SUR LA PÉRITONITE POST-OPÉRATOIRE. — PATHOGÉNIE

La péritonite post-opératoire est l'infection péritonéale qui succède aux interventions intra-abdominales.

Elle peut revêtir quatre modalités principales suivant qu'elle est : 1° localisée; 2° généralisée hydropique; 3° généralisée sèche; 4° à évolution tardive.

Les trois premières formes se définissent d'elles-mêmes; nous classons dans la quatrième ces péritonites à marche lente, à pronostic bénin, dont la cause est l'oubli ou l'abandon dans la cavité abdominale de matières dures et sèches plus ou moins aseptiques, telles que fils à ligature, pinces, compresses, bandes de gaze. La première et la quatrième forme ne sont pas vraiment infectieuses; ce sont les formes généralisées hydropiques ou sèches que nous voulons seulement envisager.

La péritonite infectieuse post-opératoire se révèle par un cortège symptomatique, différent de celui des autres péritonites : ici pas de violent point de côté pour ouvrir la scène, pas de vomissements abondants, pas d'anxiété marquée; le soir, le lendemain, le surlendemain d'une laparotomie laborieuse, alors que, jusque-là, l'opéré avait été calme et que le chirurgien, plein d'inquiétude sur les suites immédiates de l'intervention, écartait déjà les craintes d'une septicémie redoutable, le malade est pris d'un léger sentiment d'angoisse, d'un peu d'agitation, de quelques douleurs abdominales vagues; bientôt une soif vive le tourmente, son facies se grippe, sa respiration s'embarrasse, sa langue devient sèche, quelques vomissements se produisent, le météorisme abdominal apparaît et la constipation est complète. A ce moment déjà, le cœur est faible, le pouls petit et rapide, mais la température reste normale.

Plus tard, les mêmes symptômes subsistent et s'accusent; le tympanisme surtout prend des proportions considérables; si la fièvre s'allume, la température s'élève à 38°5, 39, 40 degrés, et, chose remarquable, quelles que soient les indications thermométriques, le cœur continue à battre 140, 150, 160 pulsations à la minute; l'état général s'aggrave très rapidement et l'opéré succombe le plus souvent sans délire et sans souffrances : la péritonite infectieuse a fait son œuvre parfois en douze ou vingt-quatre heures, généralement en trois, quatre ou cinq jours.

Une mort rapide est en effet la terminaison ordinaire des péritonites post-opératoires infectieuses; c'est assez dire combien elles sont graves.

D'ailleurs n'est-ce pas l'avis de tous les chirurgiens : pour Hegar et Kaltenbach « notre thérapeutique est impuissante contre la septicémie péritonéale » ; la péritonite infectieuse généralisée est au-dessus des ressources de l'art suivant M. Truc ; enfin, d'après M. Hartman, « lorsqu'elle est développée on court à peu près certainement à une issue fatale. » Nous n'avons pu établir par une statistique le pourcentage de morts dans l'infection qui nous occupe : l'absence complète de renseignements sur les causes, la variété, le traitement des cas publiés rendait ce travail impossible ; mais nous ne doutons pas qu'un tel relevé indiquerait de 90 à 95 pour 100 de morts, peut-être même davantage ! Les rares cas de guérison seraient presque tous fournis par la classe des péritonites post-opératoires purulentes ou hydropiques. Heureusement que la fréquence des péritonites post-opératoires est en raison inverse de leur gravité : de l'avis de tous, cette affection est rare, malgré la multiplicité des opérations intra-abdominales ; mais ici encore, impossible d'établir une proportion. Il est reconnu toutefois que les opérées de kyste ovarique ou de fibromes utérins meurent pour la plupart de péritonite infectieuse, environ 12,5 pour 100 des cas opérés.

Inutile d'ajouter que les observations ne permettent pas d'énumérer par ordre de fréquence les causes d'infection ; il est vrai que, pour l'étiologie, nous pouvons négliger assez la statistique et découvrir l'origine du mal.

Le germe pathogène peut venir de l'opérateur ou de l'opéré : du chirurgien, par faute d'asepsie, du malade, dans une série de circonstances que nous allons passer en revue :

1° Dans un premier groupe de faits, le point de départ du processus morbide est un moignon tubaire ou utérin qui n'a pas été suffisamment désinfecté;

2° D'autres fois, pour éviter la souillure du péritoine, on pratique une opération incomplète (marsupialisation de kyste ou de pyosalpinx volumineux); au cours de la seconde intervention, la paroi septique de la poche vient au contact du péritoine sain, ou bien l'instrument qui sert à disséquer la poche atteint la séreuse;

3° Le plus souvent, il s'agit de liquides septiques s'épanchant dans le ventre, par rupture d'une poche kystique;

4° Enfin, dans certaines conditions, les microbes virulents peuvent filtrer de l'intestin du sujet et venir former de véritables cultures dans la cavité abdominale. Un tel fait se produit lorsque, par suite de manipulations violentes ou prolongées, éviscération, assèchement au moyen de compresses, lavages, on shocke le péritoine ou mieux on irrite trop vivement les terminaisons nerveuses du grand sympathique : il se produit alors une paralysie intestinale réflexe comme dans l'expérience de Pflügger; la distension de l'intestin amène des modifications dans son état moléculaire grâce auxquelles, comme l'ont indiqué Verneuil et Nepveu, les microbes passent dans la cavité abdominale où leur multiplication se trouve favorisée par la présence d'une faible quantité de liquide normal et le repos de l'intestin.

Mais ces germes que nous venons d'introduire dans le péritoine produiront-ils à coup sûr une infection? Il faut distinguer : si les microbes sont en trop grande quantité et la séreuse abdominale lésée dans son fonctionnement, la septicémie est certaine ; mais si les propriétés de résorption et d'enrobement du péritoine étant conservées, l'ennemi n'arrive pas en trop grand nombre, il sera ou bien arrêté dans sa marche envahissante, ou bien absorbé, éliminé dans le sang, finalement détruit et le malade sera sauvé.

La question se réduit maintenant à savoir dans quelles circonstances l'intégrité péritonéale subsiste : c'est évidemment dans les cas où la résistance locale et générale du sujet et des tissus est suffisante, c'est-à-dire dans tous les cas où l'individu n'étant pas affaibli ou débilité outre mesure, son péritoine n'est pas ou lésé ou shocké, car, comme dit Fritz « les laparotomisés succombent non pas parce qu'ils deviennent septiques, mais ils deviennent septiques parce qu'ils meurent ou pendant qu'ils meurent ».

La connaissance des divers facteurs étiologiques et pathogéniques nous sera d'un grand secours pour l'étude du traitement des péritonites post-opératoires.

CHAPITRE II

TRAITEMENT PRÉVENTIF

L'importance du traitement prophylactique est capitale étant connue l'effrayante mortalité de la péritonite généralisée post-opératoire. Tous les auteurs ont fortement recommandé d'éviter le mal ; aucun, sauf Greig Smith, n'a donné de conseils pour réaliser ce but.

On doit prévenir la septicémie péritonéale avant, pendant et après l'opération.

Avant l'intervention il faut éviter tout ce qui peut affaiblir le malade : bains froids, diètes, purgatifs drastiques; l'application stricte des règles d'antisepsie s'impose de même que pendant l'opération on doit veiller au maintien parfait de l'asepsie.

Les infections provenant du malade, que nous avons rangées sous quatre chefs, seront évitées différemment suivant le cas :

1° **Infection venant d'un moignon tubaire ou ovarien.** — La toilette soigneuse du pédicule et surtout sa cautérisation sont indispensables ; si malgré ces précautions on craint l'apparition de la septicémie, on peut utiliser le traitement extra-péritonéal du pédicule ; on peut coiffer le pédicule d'un lambeau de péritoine sain (Ex. : cas de fibrome pédiculé de l'utérus), ou bien l'invaginer au fond d'une manchette formée aux dépens de la séreuse (Ex. : appendice gangrené).

2° **Reliquat de poches septiques.** — Dans ce cas M. le professeur Poncet est d'avis qu'on fasse d'abord la désinfection absolue de la poche par un curetage suivi de cautérisation ; au besoin la poche sera bourrée de gaze aseptique, fermée par une pince ou par quelques points de suture puis extirpée. De la sorte avant d'être plongés dans le péritoine, les doigts du chirurgien ne viendront plus se souiller au contact de la partie septique.

3° **Epanchement de liquides septiques.** — Une première question se pose : peut-on préserver le péritoine ?

Deux moyens sont offerts à l'opérateur : 1° la ponction préalable ; 2° la barrière périphérique des parties dangereuses.

Le premier n'est pas très recommandable : car non seulement la poche kystique est d'autant plus difficile à disséquer qu'elle est moins remplie, mais encore dans tous les cas la quantité de son contenu peut être suffisante pour inoculer le péritoine si la déchirure se produit : car l'intensité de l'infection dépend et de la quantité et aussi de la virulence du liquide septique. Quant à la barrière périphérique des parties dangereuses, elle consiste dans l'isolement complet des points suspects au moyen de compresses aseptiques ; tous les chirurgiens reconnaissent sa valeur et l'utilisent, nous n'insistons pas. Supposons que l'épanchement s'est produit ; quelle est la conduite à tenir ? peut-on se contenter de la toilette à sec, employer le lavage ou le drainage ? On ne peut réaliser le nettoyage à sec de la cavité abdominale : poursuivre les dernières traces de pus dans les points les plus cachés et les moins abordables de la cavité péritonéale serait chose impossible et vaine ; les nombreux méandres de l'intestin abriteraient toujours assez de liquides septiques pour engendrer une péritonite ; d'ailleurs, ces manœuvres auraient le grand inconvénient de shocker le péritoine et de ce chef diminueraient fortement la résistance du sujet. Il est toutefois rationnel d'éponger au moyen de compresses fines la majeure partie du liquide infectant, et de dessécher les anses intestinales facilement accessibles. Mais cette opération doit être pratiquée le plus rapidement et le plus délicatement possible. Terrillon et Chaput conseillent de badigeonner ensuite le péritoine pelvien avec des éponges imbibées d'une solution forte, à 5 % d'acide phénique; mais nous ne pensons pas que cette dernière prescription soit très recommandable. Quant au lavage et au drainage nous disons ici simplement que leur utilisation est rationnelle, toutes les fois que du pus s'épanche dans le péritoine, nous réservant d'en faire une étude plus complète dans les chapitres suivants.

4° Shock abdominal, paralysie intestinale. — On devra opérer vite pour diminuer le temps durant lequel les intestins sont exposés au contact de l'air. Il ne faudra pas surtout, à l'exemple de Martin et de Küster, pratiquer systématiquement l'éviscération ; on se rappellera toujours la pensée de Lawson-Tait : dans une péritonite post-opératoire, l'irritation péritonéale provoquée par des manipulations intempestives est plus à redouter que l'infection.

On réalisera l'asepsie au moyen de compresses humides de préférence ; M. Tixier a bien montré dans sa thèse que les réactions péritonéales étaient bien plus intenses lorsqu'on employait des compresses sèches. — Si pendant ou après l'opération, le collapsus est imminent, on s'empressera de faire appel aux qualités de l'eau chaude comme Wylie, Chambers, Delbet, Terrillon l'ont préconisé; on verra alors, comme dans les expériences récentes de MM. Guinard et Tixier, la tension artérielle se relever et s'évanouir les menaces de collapsus. — Nous rapportons ici une des expériences qui est tout à fait démonstrative:

Sur un chien sain, après dix minutes d'éviscération, les excitations mécaniques, les pincements ne produisent aucun phénomène. A ce moment, on arrose la masse intestinale avec de l'eau bouillie à 40 degrés ; immédiatement la pression monte ; de 132 degrés elle passe à 142. Et cet arrosage ne produit rien ni du côté du pouls, ni du côté de la respiration.

Une fois l'opération terminée, le chirurgien pourra encore quelquefois éviter la septicémie. Comme dit Greig Smith, c'est grâce au traitement consécutif presqu'autant qu'à l'habileté déployée pendant l'opération elle-même, qu'on obtient les plus grands triomphes en chirurgie abdominale. » Après avoir assuré le repos complet de l'opéré, il faut éviter l'ingestion trop hâtive d'aliments et surtout de boissons. On doit nourrir les opérés, mais par la voie

[1] Tixier, thèse de Lyon, nov. 1897.

rectale. D'après Greig Smith, un bon lavement qu'on a l'habitude de donner se compose de :

Cognac.	30 grammes.
Viande liquide de Valentine ou extrait de Brandt, ou gelée peptonisée de Bengen. .	1 cuillerée à café.
Lait peptonisé.	125 grammes.

Il est administré toutes les cinq ou six heures. Quant à la soif, phénomène constant après les grands traumatismes chirurgicaux, surtout après les laparotomies, on essaie de la calmer par l'eau froide ou par des morceaux de glace. On ne réussit pas et le seul résultat obtenu est l'apparition rapide des vomissements. Mieux vaudrait administrer de l'eau chaude, par la bouche ou le rectum. « Une fois en vingt-quatre heures, dit Greig Smith, j'injecte un demi-litre d'eau tiède dans le rectum. »

Le rôle du chirurgien ne doit pas se borner seulement aux petits soins. Son intervention peut être plus active en faisant appel aux merveilleuses propriétés du péritoine pour localiser l'infection ou la combattre.

On espère limiter le mal en favorisant la production d'adhérences par l'emploi de l'opium; on tente d'arrêter l'évolution de la septicémie en empêchant la paralysie intestinale, en activant la résorption péritonéale par les purgatifs. Ces deux méthodes absolument opposées ont trouvé chacune leurs défenseurs. Aussi voulons-nous les étudier avant de nous prononcer.

Alonzo Clark, Kirmisson, Terrier, Nélaton et quelques chirurgiens anglais pensent que le traitement par excellence de la péritonite post-opératoire consiste dans l'administration de l'opium, mais ce médicament ne remplit complètement les effets qu'on lui demande, que si les microbes sont peu virulents et le foyer d'infection très localisé ; en outre, il favorise les phénomènes d'occlusion intestinale, en masque les premiers symptômes et fait qu'on laisse passer le temps d'une intervention favorable. On peut toutefois permettre l'usage de la morphine pour calmer la douleur et l'agitation, mais « si l'on donne de la morphine, dit Greig Smith, il faut le faire à doses fortes et répétées de manière à maintenir l'opéré dans un demi-sommeil ».

L'emploi des purgatifs est défendu par la plupart des auteurs. L. Tait nous dit qu'il purge là où d'autres draineraient. Voici comment s'exprime Greig Smith sur la question : « A maintes reprises, j'ai pu démontrer, aux étudiants et à des médecins, la valeur des purgatifs salins, dans le cas de péritonite au début. Un opéré présente du météorisme, des nausées, de l'agitation à la visite du matin, on lui prescrit une dose de poudre de Sedlitz suivie d'un lavement d'eau chaude térébenthinée, et il est presque admis qu'à la visite du lendemain l'opéré aura le ventre souple, ses nausées disparues, et, en fait, il sera hors de danger. » Cette pratique est suivie à la clinique de M. le professeur Poncet, qui n'attend pas la manifestation des phénomènes infectieux et donne du calomel le lendemain de toute opération abdominale laborieuse ou suspecte.

Reichel reproche bien aux purgatifs d'augmenter la distension intestinale, de rompre les adhérences péritonéales déjà formées, et de permettre ainsi une extension plus grande de l'infection ; cet argument aurait grande valeur si la thérapeutique des péritonites post-opératoires en restait là : mais le purgatif échoue-t-il, on pratique rapidement la réouverture de l'abdomen comme l'indiquent Ridllegoffe, Chambers et M. le professeur Poncet.

Le médicament employé varie suivant les auteurs : scille, scammonée citrulline (Hofmeister et Ihle), sulfate de soude et de préférence calomel à la dose de 30 à 50 centigrammes.

On utilise la voie buccale autant que possible; quand les vomissements existent, on peut recourir à la voie rectale, et mieux employer un éméto cathartique. Enfin si malgré tout la péritonite évolue, il faut prendre aussitôt des mesures thérapeutiques énergiques, que nous allons maintenant passer en revue.

CHAPITRE III

TRAITEMENT SYMPTOMATIQUE

Avant d'aborder l'étude de la thérapeutique curative dans laquelle nous envisageons successivement le traitement symptomatique et le traitement causal, une question se pose. Peut-on confondre la septicémie au début avec d'autres états morbides : étranglement intestinal par brides ou adhérences péritonéales, occlusion intestinale légère et passagère accompagnant les grandes opérations abdominales ? La chose est facile. Les phénomènes objectifs et subjectifs par lesquels se traduisent l'iléus, la paralysie intestinale et la péritonite sont les mêmes ; d'ailleurs, les deux premiers états se prolongent-ils, la septicémie apparaît. Il résulte de ces faits que le chirurgien ne doit pas se poser longtemps la question de diagnostic. Comme il importe d'agir vite, on essaiera de faire cesser les manifestations alarmantes par un purgatif ; en cas d'échec on se trouve en présence d'une péritonite qui continue son évolution ou d'une occlusion intestinale mécanique et la conduite du chirurgien bien réglée lorsqu'il s'agit d'iléus ne saurait être douteuse en présence d'une péritonite post-opératoire. Nous essaierons de le prouver plus loin. Quoiqu'il en soit, le traitement symptomatique ne saurait varier dans les deux affections.

Vomissements. — On tente de combattre les vomissements par des morceaux de glace bien que les auteurs anglais et américains condamnent cette coutume. On conseille aussi le sirop d'éther à la dose de 1/4 de cuillère à café. Chambers et Greig Smith n'administrent rien par la bouche et se contentent de soutenir l'opéré par la voie rectale. Si les vomissements apparaissent et se répètent, « il serait sage d'exciter de vrais vomissements pendant quelques minutes. J'ai observé, dit Greig Smith, que l'administration d'autant de liquide que l'opéré peut absorber (eau de Seltz, thé léger ou simplement eau chaude), est suivie de l'évacuation de quantités énormes de liquide bilieux et de gaz et procure un soulagement de quelques heures ».

Soif. — A la glace, l'acétate d'ammoniaque, la créosote, le café noir, l'eau chaude donnée par petites cuillerées, mieux vaudrait substituer un grand lavement d'eau tiède pour combattre le symptôme subjectif le plus pénible, la soif. Dans sa pratique Greig Smith fait précéder ce lavement de l'introduction de la canule rectale et d'un premier lavement térébenthiné.

Douleurs épigastriques et abdominales. — Un petit vésicatoire morphiné appliqué au creux de l'estomac peut calmer ces douleurs. Généralement on préfère leur opposer les effets analgésiants du froid obtenus par le contact de vessies de glace ou par une plaque à réfrigération de Galante.

Météorisme et constipation. — Le météorisme et

la constipation, phénomènes à bon droit très redoutés, dépendent d'une même cause, la paralysie intestinale; lorsqu'ils sont très accusés, non seulement ils indiquent une septicémie grave, mais encore ils retardent l'élimination des toxines, entravent la respiration et gênent le cœur. C'est contre eux que se dirigent les premiers efforts du chirurgien. On a voulu les enrayer par des purgatifs, nous l'avons dit, par l'emploi de la sonde stomacale et de la canule rectale, les lavages de l'estomac, la ponction capillaire, la faradisation des parois abdominales, les lavements électriques.

1° La sonde œsophagienne et surtout la canule rectale sont recommandées par Greig Smith : aussitôt qu'il existe du météorisme intestinal difficile à supporter, le tube rectal devrait être introduit et laissé à demeure. Le patient appréciera vite les avantages de ce tube et souvent le réclamera. C'est là une bonne pratique, la seule qui doive rester de toutes celles qu'on veut opposer au météorisme.

2° Sans doute le lavage stomacal a donné quelques bons résultats. Peu répandu en France, où Duret l'emploie et Wignolle (thèse de Paris, 1890) le recommande, défendu à l'étranger par Sénator, Mossler, Curthmann, Greig Smith et principalement Kussmaul, le lavage a trouvé des adversaires dans Bardeleben, Kahn, Kusser et autres; et vraiment il ne semble pas qu'il soit facile de recourir à cette manœuvre dans le cas de péritonite post-opératoire.

3° Quant à la ponction capillaire, elle ne peut amener grand soulagement : l'intestin distendu se divise par de nombreuses coudures en territoires indépendants qu'il faudrait ponctionner isolément pour extraire une quantité suffisante de gaz et diminuer le météorisme. L'opération peu pratique serait d'ailleurs très dangereuse. Le contenu intestinal continuerait à passer à travers les orifices produits, comme Verneuil, Hoffmann et Fuentzel l'ont vérifié.

4° Peut-on demander plus au traitement électrique ? Nous ne le pensons pas. La faradisation de la paroi abdominale et mieux la douche électrique administrée, comme Boudet, Laval, Schwartz, Courtade la conseillent, pourra vaincre un instant la paralysie intestinale. Mais le météorisme reparaîtra, la septicémie ayant évolué ; à la paralysie d'origine mécanique s'est maintenant substituée une paralysie d'origine toxique ; l'individu se meurt, c'est contre son empoisonnement rapide qu'il faut lutter.

CHAPITRE IV

TRAITEMENT CURATIF : LAVAGE DE LA CAVITÉ ABDOMINALE

Un bon traitement curatif de la septicémie péritonéale post-opératoire, dit Reichel, dans son article sur l'étiologie et la thérapeutique de la péritonite septique, serait celui qui, diminuant le nombre des bactéries pathogènes, pourrait affaiblir leur virulence, empêcher leur multiplication, éloigner les produits déjà formés, éviter leur formation et leur résorption nouvelles, détruire les effets toxiques déjà suscités. Nous pouvons, semble-t il, faire plus aujourd'hui : aux antiseptiques qui tuent le microbe ou tout au moins gênent la pullulation, aux lavages, au drainage qui amènent au dehors les liquides virulents, au sérum antistreptococcique dont l'effet serait, d'après certains auteurs, de détruire les produits solubles ou d'en arrêter l'action, nous pouvons unir les injections salines intraveineuses ou hypodermiques pour fortifier l'individu et favoriser sa lutte. Toutes ces médications ont fait leur preuve, bien que les plus jeunes insuffisamment connues ne puissent être complètement jugées. Nous pourrions les passer en revue dans l'ordre où nous les avons énumérées, mais il nous semble préférable à tous égards de les ranger et de les étudier sous trois chefs : lavage, drainage, injection de sérum.

Le premier cas de traitement de péritonite post-opératoire par les lavages remonte à une date assez ancienne.

Observation I

En effet, en l'an 1767, Harlin, médecin de marine, faisait sur un chat et trois chiens l'expérience suivante, qu'il publiait ensuite dans le *Journal de médecine, chirurgie et pharmacie, de Roux* : « L'abdomen étant ouvert par une incision, la vésicule du fiel fut piquée et la bile s'écoula dans le ventre ; le col de la vésicule fut lié, la plaie du ventre reformée en laissant entre les sutures des intervalles par lesquels des injections d'eau furent pratiquées. Les animaux eurent quelques vomissements, mais se rétablirent sans aucun autre accident. »

Observation II

A quelque temps de là, un chirurgien espagnol ouvrait le ventre d'un chien et piquait la vésicule biliaire remplie : « Aussitôt survinrent des symptômes de péritonite, d'abord localisés, puis se généralisant en peu de temps, sur quoi le chirurgien poussa une injection d'eau dans la cavité abdominale. Peu après, les phénomènes inflammatoires disparurent (Stephanesco, th. de Strasbourg, 1878).

Ce sont les deux premières observations de péritonite post-opératoire traitées avec succès. Netter, 1875, puis Gravitz, reprenant ces expériences, recommandèrent cette atténuation des principes morbides par la dilution.

Telles sont les origines du lavage. Après avoir affaibli la virulence du poison on eut l'idée d'en laisser échapper une partie, mais on ne peut pas dire exactement vers quelle époque se firent les premiers lavages abdominaux pour péritonite post-opératoire. C'est probablement vers 1885, car au commencement de 1886 Summers faisait paraître dans le *Medical Record*, un article sur un cas de péritonite consécutive à une kélotomie traitée par irrigation et drainage. A partir de cette époque Chambers, Jullien, Ridlle-Goffe et autres publient des observations. Le lavage abdominal entré dans la pratique courante est bien étudié par Delbet en 1890. Accueilli tout d'abord avec enthousiasme, il compte maintenant encore des partisans fidèles. Hadra, Cordier, Barling, Gould, Körte, Delbet, Bouilly, Kümmer et aussi des adversaires, Lucas-Championière, Poelchen, Gérard-Marchant, Kœnig.

C'est que peut-être on a trop demandé au lavage. Employé d'abord pour affaiblir la nocuité des exsudats septiques, on voulut plus tard l'utiliser pour obtenir l'antisepsie péritonéale, mais alors au lieu de venir en aide par destruction du microbe il empoisonna son patient. On n'attend plus aujourd'hui du lavage que des effets mécaniques : on l'emploie pour évacuer par la méthode de déplacement, la plus grande partie des liquides virulents; et même ainsi amoindri dans son rôle, le lavage a été attaqué ; nous insisterons plus tard sur ce point.

Quoi qu'il en soit, voyons comment on le pratique. L'outillage nécessaire est constitué par une longue canule de verre réunie par un tube en caoutchouc à un vase de verre ou de métal de capacité assez grande, le tout parfaitement désinfecté.

Les liquides employés varient suivant l'opérateur ; les antiseptiques forts, acide phénique à 0,25 pour 1000, sublimé à 0,33 pour 1000 (Kormiloff), à 0,5 pour 1000 (Krölein) et même à 5 pour 1000 (de Varker), amènent des phénomènes d'intoxication; les antiseptiques faibles et l'eau bouillie et filtrée altèrent l'épithélium péritonéal.

La solution préférable est l'eau bouillie, filtrée et salée à la dose de 7 pour 1000 et à 43 degrés.

A cette température, la solution possède des propriétés excitantes très nettes, consignées par Wylie, Chambers, Delbet, M. Rioblanc et vérifiées tout dernièrement par les expériences de MM. Guinard et Tixier [1].

On accomplit la manœuvre de la façon suivante : la canule est introduite lentement en ménageant les adhérences qui peuvent exister, puis on élève le récipient contenant le liquide à 50, 60, 80 centimètres au-dessus du niveau de l'ouverture abdominale; le lavage se fait de haut en bas, des parties supérieures de l'abdomen vers les régions déclives et l'on surveille tout particulièrement la désinfection de l'excavation pelvienne.

M. Delbet conseille d'employer successivement : 1° un lavage à l'eau salée à 7 pour 1000 pendant dix minutes; 2° un lavage au sublimé à 1 pour 1000; 3° un nouveau lavage à l'eau salée. Cette pratique permet, d'après son auteur, de réaliser l'antisepsie abdominale sans intoxication.

Si la manœuvre est rationnelle, elle n'en reste pas moins pénible et dangereuse pour le malade; avec des opérations si prolongées, une syncope est toujours immi-

[1] Tixier, th. de Lyon, novembre 1897.

nente; d'ailleurs si le procédé de M. Delbet permet d'éviter l'absorption des substances toxiques, empêche-t-il l'épithélium péritonéal, si délicat, d'être attaqué et détruit par le sublimé ? Les antiseptiques, du moment qu'ils lèsent la séreuse péritonéale, doivent être rejetés.

Voyons maintenant quels sont les résultats du lavage. Suivant M. Delbet, le liquide employé se répand dans toute la cavité péritonéale, mais il ne peut débarrasser complètement la séreuse des substances étrangères qui ont pénétré dans son intérieur. Après le lavage, il reste toujours dans le péritoine une quantité notable de liquide qui occupe le petit bassin, les fosses iliaques, les fosses lombaires. Enfin, le lavage du péritoine dans les limites thermiques de 18 à 50 degrés n'a sur la respiration et sur la circulation que des influences insignifiantes ou nulles, il n'expose à aucun danger de ce côté. En outre, employé à la température de 43 à 45 degrés, il peut avoir les effets d'un véritable excitant. Ainsi le voyons-nous dans les observations de Chambers tirer à plusieurs reprises deux malades du collapsus ; dans ces cas, il agirait, d'après Delbet, comme une véritable transfusion sanguine ; une partie du liquide injecté dans la cavité péritonéale passant dans le sang.

En revanche, quels sont les reproches adressés au lavage ? Disons tout d'abord qu'on ne fait pas le procès à la méthode primitivement employée par Hadra, Tavel et Lanz ; pour juger le procédé, il suffira d'indiquer en quoi il consiste : après avoir soulevé les intestins, on les amène au dehors de l'abdomen où on les maintient jusqu'à ce que par lavage et drainage, la suppuration ait été enrayée, ou bien on place les intestins dans un récipient désinfecté et là on les soumet à une irrigation continue. Point n'est besoin d'ajouter que, régulièrement, tous les cas ainsi traités furent suivis de mort à brève échéance.

Nous signalerons aussi simplement l'éviscération totale, permanente et intentionnelle que M. le professeur agrégé Jaboulay préconisait en 1894 :

« Le maintien au dehors de la cavité abdominale d'anses suppurées et agglutinées renfermant des abcès entre elles dans le but de réaliser un drainage, un écoulement à l'extérieur que la simple laparotomie n'assure pas, doit être le véritable traitement de la péritonite purulente. — Les lavages devraient être faits avec un liquide d'une densité supérieure à celle du pus pour qu'il fût chassé de ses anfractuosités et remplacé par un topique. Un pansement imbibé du même liquide envelopperait le tout. »

Plus rationelle et beaucoup moins brutale que les précédentes, cette méthode se condamnerait sûrement elle-même par ses résultats.

Au lavage pratiqué avec tous les ménagements possibles, on a reproché d'être inutile et dangereux : inutile parce qu'il est incomplet, dangereux parce qu'il détermine des accidents immédiats graves, parfois mortels et surtout parce qu'il peut amener la généralisation d'une inflammation jusque-là limitée.

A la première attaque, M. Boully oppose que, s'il est impossible de laver complètement la cavité péritonéale et de débarrasser des germes infectieux tous les méandres, toutes les cavités et arrière-cavités de l'abdomen, il ne semble pas que ce lavage absolu et idéal soit indispensable pour permettre la guérison. L'issue de la plus grande quantité de matières septiques et la désinfection même partielle de l'abdomen suffisent à l'économie et lui permettent de faire les frais de la résistance et, de fait, l'argument a de la valeur.

Quant aux accidents immédiats attribués au lavage, on les explique facilement par une technique défectueuse, température trop basse ou trop élevée, toxicité des liquides, manœuvres trop prolongées ; on peut, d'ailleurs, facilement les éviter.

La plus grave accusation portée contre le lavage est à coup sûr celle de généraliser l'infection abdominale : on ne sait jamais en effet dans quels cas on se trouve en présence d'un processus localisé ou d'une inflammation généralisée et le lavage, soit par transport de germes à distance, soit par rupture des adhérences déjà formées, peut étendre la péritonite à des territoires jusque-là restés sains.

Malgré tout, dans l'affection qui nous occupe, le lavage conserve des indications; au chapitre sur le traitement préventif, nous avons dit que le lavage pouvait être employé dans le cas d'épanchement septique intrapéritonéal. Si, avant la rupture de la poche, on a bien prévenu la diffusion de l'agent infectieux en circonscrivant la zone dangereuse par des compresses, un lavage limité, sobre, des parties souillées sera une excellente manœuvre. Mais le pus s'est-il répandu dans toute la cavité abdominale, le lavage encore indiqué deviendra une complication opératoire inévitable mais dangereuse, car l'on doit toujours redouter le shock péritonéal.

Lorsque la péritonite post-opératoire existe, doit-on laver? Beaucoup d'auteurs sont de cet avis. Nous citons ici les observations dans lesquelles le lavage a été employ… Nous nous contentons d'indiquer cette pratique, no… proposant de l'apprécier et de la comparer aux autr… moyens employés pour combattre la même infection.

Observation III (Chambers).

Femme opérée d'un gros myome par le Dr Thomas.

La malade fut très améliorée durant les premiers jours.

Le quatrième jour, apparition des signes de septicémie.

La stupeur s'accentue de jour en jour jusqu'au coma comple… Le médecin enlève le champ, extirpe les parties mortifiées, refou… le pédicule, rompt les adhérences.

On fait un lavage de la cavité abdominale avec une solution ant… septique.

A la grande surprise de l'opérateur, la malade sort du shoc… avant que le pansement soit complètement terminé et reste con… sciente durant deux heures. Le coma réapparait. De nouveau… lavages furent suivis d'aussi bons résultats.

La malade guérit.

Observation IV Jullien (Résumée).

B…, lutteuse, dix-huit ans. Laparotomie pour pyosalpin… Quelques gouttes de pus se répandent dans la cavité abdomina… Lavage prolongé au moyen de la solution chaude boriquée. Le soi… T. = 38 degrés, P. = 140. Péritonite manifeste. Le lendemai… vomissements porracés, pouls incomptable, facies grippé, mort im… minente. Réouverture de l'abdomen par section de quelques poin… de suture, lavage du péritoine, d'abord avec 5 litres de solutio… boriquée, puis 1 litre de solution phéniquée à 1 pour 100.

Cette opération eut pour résultat presque immédiat une vérit… ble résurrection de la malade.

Relèvement de l'état général, diminution des douleurs. Le lendemain, nouveau lavage, le mieux s'affirme, la guérison est obtenue.

Observation V (Ceci).

(Communication à M. Truc.)

X..., ablation de la rate. Péritonite purulente. Des lavages intra-abdominaux avec le phéno-sulfure de zinc au 1/100 amènent la guérison.

Observation VI (Riddle Goffe).

(*Transact. of the Amer. gynecol. Soc.*, 1892.)

E..., femme, trente-six ans. Pelvi-péritonite de cause inconnue. Laparotomie le 30 décembre 1891. Pendant l'opération, le contenu purulent de la trompe se répand dans le bassin ; lavage soigné, fermeture de l'abdomen sans drainage.

Le lendemain, T. = 38 ; P. = 96. Malgré des purgatifs, le deuxième jour, T. matin = 38°9 ; P. = 100. T. soir = 40°2 ; P. = 110. A 11 heures du soir, état comateux, T. = 40°5 ; P. = 130. On se décide à rouvrir l'abdomen. Très légère anesthésie ; on ouvre la plaie, en libérant l'intestin de ses adhérences, on voit une grande quantité d'exsudats purulents ; grands lavages à l'eau chaude et bouillie, dans les parties du bassin où l'on trouve des foyers purulents. On lave encore à l'eau oxygénée ; on remplit le bassin de gaze iodoformée et on referme. On ranime la malade par des injections de strychnine, d'eau-de-vie, etc...

Marche régulière vers la guérison. A la troisième semaine, se forme une fistule rectale qui disparaît sous l'influence d'un lavage. Persistance d'une fistule abdominale. Six mois après, guérison complète.

Observation III (Schwartz).

(Annales de gynécologie.)

Jeune fille, vingt-deux ans, tuberculeuse. Laparotomie pour péritonite tuberculeuse. Erreur de diagnostic. On trouve un kyste de l'ovaire dont la paroi friable se déchire; irruption de liquide purulent dans le péritoine; lavage de la cavité abdominale. Les parties où avait commencé la suppuration sont grattées, touchées avec des solutions antiseptiques fortes, puis drainées. Vingt-quatre heures après, l'état général s'aggrave; pouls filiforme, vomissements. Lavage de toute la cavité péritonéale, large drainage fait par l'incision complètement désunie. Mort au bout de quarante-huit heures.

Observation VIII (Greig Smith).

(Extraite de la *Chirurgie Ab. gen.)*

Hystérectomie totale pour myome. Opération très laborieuse ayant duré plus d'une heure. Drainage. Fermeture de la paroi abdominale. Dans les premières vingt-quatre heures, le drain livra passage à un écoulement qui atteignit environ 1/4 de litre; à la fin de la semaine, plus d'écoulement; le drain est enlevé; trois jours après, la température s'élève, le météorisme apparait. L'abdomen est rouvert, lavé, le drain remis en place. Guérison.

Observation IX (Chambers).

Mme X..., trente ans, Tumeur fibreuse de l'excavation pelvienne. Opération. Pas d'épanchement dans la cavité abdominale. Péritonite au quatrième jour. P. = 160; T. = 39 degrés. On décide l'ouverture de l'abdomen. La malade est trop faible pour prendre de l'éther. On lui donne du chloroforme, quelques gouttes suffisent à produire une anesthésie complète. Une très petite quantité de liquide séreux brun foncé fut trouvée dans le cul-de-sac de Douglas et le péritoine était en état d'inflammation aiguë. Il semblait qu'il y eût peu d'espoir de sauver la malade. Cependant, je me déterminai à employer les qualités de l'eau chaude. La cavité abdominale fut toute entière lavée et asséchée avec des éponges maniées avec le plus grand soin. L'abdomen est fermé en laissant un drain en verre. Les vomissements ne se reproduisent plus. Avant le matin, le pouls et la température étaient revenus à l'état normal. Et, dès lors, la malade se remit. Le drainage fut maintenu pendant cinq jours, jusqu'à ce que tout écoulement ait cessé.

Observation X (Baldy).

(*Med. journ.*, p. 721, 1888.)

F..., quarante-trois ans. Péritonite localisée consécutive à une laparotomie pour hernie ventrale consécutive à une hystérectomie. Troisième laparotomie un mois après le début; pus fétide dans le péritoine; cavité isolée; pas d'adhérences intestinales. Lavage, drainage. Amélioration passagère, puis mort le sixième jour.

Observation XI (Routier).

(*Rev. de chirurgie*, p. 287, avril 1889).

Hydrosalpingite. Laparotomie, le 5 janvier 1889. Péritonite. Réouverture du ventre. Lavage le 7 janvier, Soulagement. Mort le 8 janvier à 5 heures du matin.

Observation XII (Munde).

(*Ann. J. of. obstr.*, p. 22 (dans un tableau), 1888).

L. A..., trente-deux ans, mariée. Double posalpingite. Adhérences complètes, ablation. Drainage. Mort. Septicémie. L'abdomen fut réouvert et lavé avant la mort. On ne trouva pas de cause de septicémie.

Observation XIII (Bouilly).

(Nouv. arch. d'obst. et de gyn., p. 195, 1888.)

Pelvi-péritonite à vingt-quatre ans. Dans la fosse iliaque, tumeur du volume d'une tête de fœtus, quasi fluctuante, se vidant abondamment par le rectum. Laparotomie. Lavage à l'eau bouillie. Après déchirures de quelques adhérences intestinales, on réussit à amener au dehors la masse. Nouveau lavage. Drainage, vomissements, hoquets, fièvre avec douleur du ventre. Le quatrième jour on rouvrit la plaie : il s'écoula des matières à odeur fécale avec des gaz. On fit un lavage du bassin et on plaça de nouveau un tube à drainage. Il s'établit une fistule stercorale. Guérison.

CHAPITRE V

DRAINAGE DE LA CAVITÉ ABDOMINALE

C'est en 1866, pour la première fois (obs. de Kœberlé), que le drainage est employé dans le but d'enrayer la marche d'une péritonite post-opératoire. En 1875, Marion Sims, « regardant la septicémie comme la cause la plus fréquente des cas de mort observés après la laparotomie, propose d'établir un tube à drainage passant par la partie la plus déclive de la cavité abdominale ». Plus tard, Bardenhauer, 1880, Martin, 1882, Mickulicz, 1882, reprennent et complètent l'étude du drainage. Peu à peu, l'accord se fait sur la question : les chirurgiens, après avoir drainé la cavité abdominale, dans tous les cas réservent cette précaution aux opérations compliquées et laborieuses. De nos jours, on établit le drainage de la cavité abdominale après les opérations suspectes, pour éviter la rétention des exsudats péritonéaux. La grande nocuité des sécrétions qui stagnent dans le Douglas, à la suite des interventions abdominales, légitime pleinement cette pratique. Dans ces cas, en effet, le liquide que laisse filtrer la séreuse forme de véritables bouillons de culture qui, ensemencés bientôt par des microbes de provenances diverses, en particulier d'origine intestinale, deviennent finalement le point de départ d'une septicémie.

Pour conjurer le mal dès l'origine, nous pouvons employer :

1° Le drainage avec tubes, suivant la méthode de Chassaignac ;

2° Le drainage capillaire (Mickulicz) ;

3° Le drainage par aspiration, depuis longtemps appliqué en Angleterre par Lawson Tait, Keith, Greig Smith.

Comme outillage, au drain en argent, celluloïd, aluminium, os décalcifié, on préfère ceux en verre ou en caoutchouc. Au sac primitif de Mickulicz, on substitue souvent une simple mèche. Pour pratiquer le drainage par aspiration, on se sert d'un aspirateur ordinaire et de tubes en verre particuliers qu'on laisse à demeure.

Mais le drainage est-il vraiment utile ? « L'absorption par le péritoine rend tout drainage une superfétation », a dit Martin. A quoi l'on peut répondre : si l'absorption péritonéale existe, il ne suit pas de là qu'elle soit illimitée ; et, d'ailleurs, cette absorption est-elle dépourvue de tout danger ?

N'est-ce pas elle qui est l'origine de l'empoisonnement septicémique ; le drainage est donc théoriquement nécessaire. Mais réalise-t-il son but ? Il faut distinguer suivant le cas ; sans doute, nous admettons avec Mickulicz que le drainage par les tubes ne peut vider les anfractuosités du péritoine, mais nous ajoutons qu'il peut tout de même favoriser l'évacuation des liquides intra-abdominaux. A l'argument de Lœbken, qui pense le drainage inutile parce que des fausses membranes oblitèrent vite les drains, nous répondons avec M. le médecin-major Rioblanc : « On peut facilement remédier à ces inconvénients par le changement ou l'écouvillonage des drains obstrués, la multiplicité des tubes, etc., etc. Quant au drainage à la Mickulicz, on l'accuse d'amener des phénomènes de rétention. La chose est possible dans les cas où se forment de grandes quantités de pus; mais il sera facile de prévenir cette imperfection en ajoutant, comme l'ont conseillé Fabre (de Lyon) et Schwarz (de Halle), un tube au centre du Mickulicz.

Le drainage par aspiration aurait fourni d'excellents résultats aux chirurgiens anglais; en France Duret le conseille : on prend, dit-il, des drains renflés en bulbe à leur extrémité postérieure ou péritonéale, afin de ne pas blesser le rectum, évasés en entonnoir à leur extrémité antérieure et pourvus d'un col qui, fixé par un carré de protective à la paroi abdominale, ne peut s'enfoncer. Le tube est rempli doucement d'une lanière de gaze iodoformée et le pansement ordinaire placé au-dessus. L'aspiration est faite les premiers jours toutes les trois ou quatre heures. Les indications de ce mode particulier de drainage, seraient, d'après M. Duret : 1° une trop grande viscosité des liquides septiques qui ne peuvent s'élever d'eux-mêmes dans les tubes; 2° ou bien un manque de pression intra-abdominale pour faire progresser les exsudats. Mais le drainage par aspiration est une pratique compliquée et pénible pour le malade ; mieux vaudrait, semble-t-il, lui substituer dans les cas où l'emploie Duret un simple drainage vaginal qui permettrait l'évacuation spontanée et complète des liquides. Les trois modes de drainage ont certainement chacun des avantages et des inconvénients ; assurément le maximum d'effet utile sera obtenu en modifiant le Mickulicz comme Fabre et Schwarz l'ont recommandé.

Quel lieu choisira-t-on pour drainer ? Emploiera-t-on la

voie abdominale, vaginale, abdomino-vaginale, abdomino-sacrée ? Ici encore, le désaccord continue.

A l'encontre de Barwel, M. Rioblanc a bien dit : qu'un drainage peut être efficace sans déclivité du tube; la pression abdominale renforcée par un bandage compressif suffirait à chasser les liquides et compenserait l'inclinaison ascendante et défectueuse du tube ; il a cité un cas de Dumas dans lequel, après avoir pratiqué en même temps le drainage vaginal et le drainage abdominal, on remarqua que le pus sortait surtout par le tube abdominal; mais d'autre part, Moulonguet écrit ceci : « Le drainage qui fait remonter les matières à éliminer des parties déclives vers les parties supérieures, du fond du bassin vers la paroi abdominale est antiphysique et antiphysiologique et ne peut donner que des résultats imparfaits. » L'auteur cite, lui aussi, à l'appui de son dire une observation dans laquelle, après la rupture dans l'abdomen d'une tumeur kystique, on établit le drainage abdomino-vaginal ; l'évacuation des exsudats purulents se fit complètement par le vagin ; les mèches qui sortaient par la plaie abdominale restèrent toujours sèches ; sans doute, le drainage abdominal contrevient aux lois de la pesanteur, mais il est aussi certain qu'on peut favoriser d'une façon suffisante l'ascension des liquides par l'emploi de la compression abdominale et de gros tubes en caoutchouc suffisamment gros et assez résistants. D'ailleurs, le chirurgien peut-il évacuer les liquides par une autre voie ? Chez la femme le drainage vaginal fournit d'excellents résultats et peut être employé, mais chez l'homme, doit-on pratiquer le drainage-abdomino-sacré ? Nous ne le pensons pas : c'est là une complication grave dont on peut se dispenser.

Les indications du drainage dans la prophylaxie de la péritonite post-opératoire sont bien fixées aujourd'hui Les voici d'après Penrose. On drainera : 1° après une opération longue ayant nécessité des manipulations nombreuses, par crainte d'une sécrétion excessive provenant du péritoine irrité ; 2° lorsque des produits septiques se sont épanchés dans la cavité péritonéale ou bien lorsqu'on laisse des portions de tumeur ; 3° enfin lorsqu'on redoute une infection secondaire.

La pratique du drainage, lorsque la péritonite post-opératoire apparaît, est encore discutée, néanmoins ce mode de traitement a été employé dans un certain nombre de cas, dont voici la relation ; nous apprécierons plus tard la conduite du chirurgien.

Observation XIV (Service de M. le professeur Poncet).

Laparotomie pratiquée à la Clinique, le 14 octobre 1896, chez une femme de trente-deux ans, par M. Et. Rollet, professeur agrégé, pour un kyste de l'ovaire remontant à l'ombilic. Par suite d'adhérences vasculaires étendues de la tumeur avec les organes ivoisins et surtout avec l'intestin grêle, le kyste qui est en partie ntraligamenteux, ne peut être enlevé que partiellement après la ponction : M. Rollet laisse en place le fond de la poche et la marsupialise.

Suites opératoires très simples ; mais, comme on devait s'y attendre, il reste à l'angle inférieur de la plaie abdominale une fistule conduisant au fond de la poche kystique, fistule qui persiste sans modification du 20 octobre 1896 au 8 mai 1897, malgré des pansements antiseptiques réguliers avec lavages, cautérisations, etc.

Le 8 mai 1897, avec l'assistance de M. Rollet, M. Poncet pratique l'ablation de cette poche que l'on pouvait alors comparer assez exactement à un bonnet de coton à sommet intrapelvien, éloigné de la paroi de 13 à 15 centimètres et à bords cutanés un peu froncés.

Malgré quelques adhérences intestinales encore tenaces, l'opération peut être menée à bonne fin, assez rapidement, sans traumatisme intrapéritonéal grave. Tout permettait donc d'espérer une gérison très simple.

Pourtant, le soir même déjà, la malade était agitée et se plaignait de douleurs abdominales.

La nuit fut très mauvaise et la température, le 9 au matin, marquait 39°2, avec un état nauséeux persistant et quelques vomissements bilieux.

L'état s'aggrave encore dans la journée et la nuit qui suivent. Le 10, au matin, agitation extrême, malgré que la température ne s'élève pas au delà de 38°5; vomissements continuels, facies grippé abdominal, langue rôtie, pouls à 140, ventre balonné et douloureux en totalité à la palpation. La mort paraît imminente, extrémités froides.

M. Poncet qui voit alors la malade fait sauter immédiatement, sans anesthésie (quarante-huit heures après l'opération), toutes les sutures, ouvre le péritoine dans toute l'étendue de la plaie opératoire. Il s'écoule une cuillerée à soupe de pus roussâtre, sanieux, extrêmement fétide. Toutes les anses intestinales visibles, l'avant-veille, encore libres d'adhérences, sont agglutinées entre elles et recouvertes de fausses membranes fibrino-purulentes. Leur surface est violacée, livide.

M. Poncet assèche rapidement les anses accessibles et établit un drainage à la Mickulicz qu'il maintient par un seul point de suture. La malade, qui se trouvait au moment de cette seconde intervention dans un état agonique, se relève difficilement ; dans la soirée, le pouls est encore petit, filant à 140 et les vomissements persistent. T. = 38°6.

Le lendemain, pourtant (11 mai), on peut noter une légère amélioration : sous l'influence d'un peu de calomel (30 centigrammes), la malade a des selles répétées, mais ce n'est encore qu'au bout d'un jour que le facies est meilleur, les yeux vifs, les traits moins tirés, avec un pouls à 140.

L'amélioration se poursuit dès lors graduellement, la température toujours entre 38°2 et 39°4, fait craindre pendant une semaine encore la suppuration de quelque foyer péritonéal secondairement enkysté ; mais enfin cet orage se calme le 23 mai à la suite de l'évacuation spontanée par le vagin d'un liquide purulent très fétide, dû à l'ouverture d'une poche dans le Douglas.

Depuis lors, la convalescence s'effectue sans accident, la température revient peu à peu à la normale ; le 12 juin, la malade va quitter l'hôpital complètement guérie.

Observation XV (Professeur Poncet).

(Inédite, due à l'obligeance de M. le Dr Villard).

Femme, quarante-cinq ans, porteur depuis plusieurs années d'un volumineux kyste de l'ovaire ayant déterminé à plusieurs reprises, des phénomènes d'irritation péritonéale tels que douleurs, vomissements, réactions fébriles ; le développement exagéré du kyste s'accompagne de gêne de la respiration, trouble des fonctions intestinales ; l'opération décidée malgré la faiblesse de la malade et la crainte de nombreuses adhérences péritonéales, est pratiquée le 1er juillet 1897, par M. le professeur Poncet.

Laparotomie médiane. On tombe immédiatement sur un volumineux kyste de l'ovaire multiloculaire, complètement adhérent à la paroi abdomidale antérieure.

Les adhérences sont résistantes, grisâtres et en quelques points puriformes comme résultant d'une inflammation récente. Pour diminuer le volume de la tumeur, on ponctionne deux des poches du kyste, mais comme celle-ci est encore plus considérable, elle ne peut être extraite qu'après débridement en haut de la paroi abdominale et de laborieuses manœuvres de décollement. Après hémostase des adhérences sectionnées et ligature du pédicule, on referme la paroi abdominale dans les deux tiers supérieurs de la plaie, tandis qu'un drainage à la Mickulicz est placé dans l'angle inférieur.

2 juillet. — Le matin T. = 37°9. Un peu d'anxiété. Respiration légèrement accélérée. P. = 100.

Le soir, bon état général, pas de vomissements, T. = 38°3. Toujours quelques douleurs à la palpation de l'abdomen. Ecoulement assez abondant par Mickulicz.

3 juillet. — T. = 38°5; P. 100. Etat général aggravé, vomissements dans la nuit, anxiété respiratoire. Péritonite semble en voie d'évolution ; plus de selles, ni de gaz. Le soir, T. = 40°1, intervention décidée et ne peut être pratiquée que le lendemain.

4 juillet. — M. le Dr Villard voit alors la malade. T. = 40°3, P. = 130. Grande anxiété respiratoire. Facies grippé, vomissements. Etat général très grave. On intervient sans anesthésie. On fait sauter tous les points de suture de la paroi abdominale, les mèches de gaze iodoformée formant drains sont enlevées et une notable quantité de pus s'écoule à leur suite.

La péritonite, primitivement localisée dans le petit bassin, a maintenant envahi tout l'intestin grêle.

La paroi abdominale est débridée en haut, deux drains volumineux sont placés dans chaque flanc, et entourés de mèches de gaze iodoformée, un drainage à la Mickulicz remplit toute la brèche laissée libre par la plaie abdominale. L'état de la malade ne permet pas le débridement vaginal, mais d'ailleurs la large voie d'évacuation antérieure semble suffisante. Léger pansement, lavement d'eau salée, glace sur le ventre, injection de caféine, boissons glacées.

Le soir, l'état général ne s'est pas aggravé. T. = 39°9 ; P. = 120. Encore quelques vomissements, langue rôtie.

5 juillet. — Etat général meilleur, T. = 39°2, P. = 120; la malade reste plusieurs heures sans vomir ; pas de hoquet. Le soir T. = 39°5.

Les jours suivants, l'état général semble se relever, les vomissements ont cessé, la température oscille entre 38°5 et 39°5, mais le pouls reste fréquent ; la langue est toujours saburrale. La malade est très faible. Pas de selles, mais quelques évacuations gazeuses.

9 juillet. — Un purgatif a été vomi, l'état général s'aggrave brusquement, alors que l'on commençait à espérer la guérison. Dans la soirée, le pouls est devenu très rapide, P. = 150. Dans la nuit, la malade a une véritable débâcle intestinale composée surtout de matières diarrhéiques.

10 juillet. — La malade succombe dans la matinée.

Observation XVI (Christian Feuger).

(*Annals of surgery*, p. 393, mai 1885).

Abcès péri-utérin chronique du ligament large gauche, ouvert dans le rectum. Laparotomie le 16 septembre ; incision sur la ligne blanche. L'abdomen ouvert, la tumeur se présente, elle est longue, lisse, recouverte par le péritoine, son côté gauche uni à l'S iliaque. Recherche du pus avec une seringue hypodermique. Incision. Pus fétide. Drainage abdomino-vaginal. Légère hémorragie venant des parois du sac qui sont recouvertes de granulations. Grattage partiel. Chlorure de zinc. Les parois de l'abcès sont suturées à la partie inférieure de la plaie abdominale par deux rangs de suture. Pas de drainage de la cavité abdominale. Durée de l'opération, une heure et demie. Élévation considérable de température.

17 septembre. — Réouverture de la plaie. On trouve 3 à 4 onces de sérum dans la fosse iliaque droite. Toilette, drainage. Mort le 25 septembre.

Observation XVII (Tavel et Lanz).

Accidents rapportés à de la lithiase biliaire. Laparotomie le 13 juin 1892. On ne trouve pas de calculs et on se borne à détruire de nombreuses adhérences qui unissent la vésicule au côlon transverse et à l'estomac. Le lendemain, 19 juin, la malade vomit et son ventre est tendu et rétracté. Le 20 juin, les vomissements continuent, la tension abdominale est plus accentuée et la région hépatique est très sensible au toucher. La percussion dénote une zone de matité à l'hypogastre. Dans la nuit du 20, on rouvre la plaie et on trouve le péritoine en bon état. Une seconde incision médiane et sus-pubienne permet de faire écouler 100 à 150 centimètres cubes de liquide séreux, clair, légèrement teinté de sang. Drainage et guérison.

Observation XVIII

(Bois, *Bull. Soc. chirurgie*, 1896.)

F..., cinquante ans. Kyste de l'ovaire. Ovariotomie, le 12 mars 1896. Opération très laborieuse. Rien de particulier le 13 et le 14 mars. Du 15 au 17, vomissements verdâtres, abondants, avec diarrhée de même nature et douleurs abdominales. Les accidents finissent par se calmer.

23 mars. — Ablation des crins de Florence. La fièvre a toujours plus ou moins existé dans la journée où les sutures ont été enlevées. *La ligne cicatricielle s'ouvre sur une étendue* de 2 à 3 centimètres et le lit est inondé de sérosité purulente.

24 mars. — Chute de la fièvre et aplatissement du ventre qui était resté volumineux jusque-là.

25 et 26 mars. — L'écoulement de sérosité purulente continue très abondant. Pas trop d'accidents généraux, mais la malade est si faible que nous n'osons pas lui toucher le ventre, nous bornant à un pansement antiseptique. Nous ne pouvions d'ailleurs que faire des hypothèses sur l'étendue du foyer de suppuration.

27 mars. — État général des plus inquiétants, face grippée, douleurs abdominales, inappétence absolue. Le pus contient des streptocoques. Injection sous-cutanée de 10 centimètres cubes de sérum de Marmorek.

28 mars. — Mieux notable. Suppuration moins abondante. Nouvelle injection de 10 centimètres cubes.

29 mars. — La nuit a été bonne. L'appétit revient un peu, la

fièvre existe à peine. Troisième injection de 10 centimètres cubes, suppuration non fétide modérée.

30 mars. — Le mieux se maintient.

31 mars. — La suppuration augmente de nouveau.

1er avril. — Suppuration très réduite. État général bon.

6 avril. — Suppuration est à peu près tarie, l'appétit et le sommeil sont bons. La malade commence à se lever.

Observation XIX

(Vander-Veer, *Abd. Sect. in Albany*, *Ann. of Surgery*, 1888.)

F..., trente-quatre ans. Laparotomie exploratrice pour myomes sous-péritonéaux. Cinq jours après, péritonite généralisée. La plaie est rouverte. Une grande quantité de sérosité s'écoule. Drainage, suture. Guérison en trois semaines. Trois mois après, accouchement d'un fœtus de six mois.

Observation XX (Lawson-Tait).

Jeune fille, dix-sept ans, néphrectomie transpéritonéale. Le quinzième jour, en présence de symptômes péritonéaux accentués, il rouvre l'abdomen et retire 10 litres de pus extrêmement fétide et guérit ainsi sa malade.

Plusieurs fois il avait eu des succès de ce genre.

Observation XXI

(Caffery, *Med. News*, 20 mai 1893.)

L'auteur rapporte un cas de cœliotomie secondaire consécutive à une oophorectomie et suivie de guérison.

Observation XXII (Keen).

(Med. News, 26 mars 1887).

P..., dix-huit ans. Laparotomie pour coup de feu abdominal, neuf heures après l'accident. Pas de péritonite. Sutures intestinales. Néphrectomie. Durée trois heures. Lavage. Suture.

Dans les huit jours, développement d'une péritonite. Deuxième laparotomie le douzième jour, pas de pus. Mort.

Observation XXIII (Obage).

(North Western Lancet., vol IV, n° 16).

Péritonite aiguë quelques jours après une ovariotomie. On rouvre l'abdomen. Guérison.

Observation XXIV (Tavel et Lanz).

Laparotomie pour tumeur développée dans l'hypocondre gauche.

Les jours suivants, début de péritonite suivie, quarante-huit heures plus tard, d'emphysème sous-cutané et de tympanisme abdominal.

16 juin. — Laparotomie secondaire, à l'ouverture du péritoine s'échappent des gaz fétides et le tympanisme disparait, il n'y a d'oxsudat marqué qu'au niveau de la plaie abdominale. Le ventre n'a pas été refermé et la guérison est survenue.

Observation XV (Tavel et Lanz).

Accidents rapportés à de la lithiase biliaire. Laparotomie le 13 juin 1892. On ne trouve pas de calculs et on se borne à détruire de nombreuses adhérences qui unissent la vésicule au côlon transverse et à l'estomac. Le lendemain, 19 juin, la malade vomit et son ventre est tendu et rétracté. Le 20 juin, les vomissements continuent, la tension abdominale est plus accentuée et la région hépatique est très sensible au toucher.

La percussion dénote un son de matité à l'hypogastre. Dans la nuit du 20 on rouvre la plaie et on trouve le péritoine en bon état. Une seconde incision médiane et sus-pubienne permet de faire écouler 100 à 150 centimètres cubes de liquide séreux clair, légèrement teinté de sang. *Drainage et guérison.*

Observation XXVI (Jayle, résumée).

L..., vingt-six ans. Double salpingo-ovarite parenchymateuse, chronique. Laparotomie le 23 juillet 1893, ablation des annexes. Opération assez rapidement faite et sans difficulté. L'aide direct portait à l'index un petit panaris. Au cours de l'opération, une goutte de pus est tombée dans un bassin rempli d'un liquide aseptique. Le lendemain, vomissements aqueux et bilieux ; pouls petit et régulier, T. = 38 degrés.

25 juillet. — La malade va mal. Nausées continuelles, P. = 124, T. 38°6. Glace sur le ventre, vésicatoires grands comme une pièce de 5 francs au creux de l'estomac, quatre pilules de scille, scammonée, digitale.

26 juillet. — P. = 130, T. = 39°5. On fait sauter deux points de suture pour ouvrir le ventre. Il sort quelques gouttes d'une sérosité rougeâtre, assez limpide. Trois heures après l'opération, amélioration notable.

27 juillet. — P. = 86, T. = 37°4. Amélioration. Encore quelques vomissements dans la journée. Lavement sans effet immédiat. Une heure et demie après, selles abondantes et liquides, verdâtres, accompagnées de beaucoup de gaz.

29 juillet. — Le mieux s'accentue. Encore quelques nausées.

Les jours suivants, la malade n'a plus présenté d'accidents. Guérison complète.

CHAPITRE VI

INJECTIONS DE SÉRUM

On a tenté de guérir la péritonite infectieuse généralisée post-opératoire par des injections : 1° de sérum antistreptococcique ; 2° d'eau salée.

Injections antistreptococciques. — A la Société de chirurgie (10 juillet 1895), M. Pozzi a rapporté un succès dû à ces injections et dont voici la relation :

Observation XXVII (Pozzi, résumée).

(*Soc. de chir.*, 10 juillet 1895).

Hystérectomie vaginale le 13 mai. Deux lavages abdominaux. Drainage le 16 mai, vomissements porracés.

17 mai. — Faiblesse croissante, pouls filiforme ; injection de 300 grammes de sérum artificiel ; amélioration.

18 mai. — P. = 150. Etat général grave ; injection de 15 centimètres cubes de sérum de Marmorek ; amélioration progressive.

19 mai — Nouvelle injection de sérum antistreptococcique, le pouls tombe à 94. Le soir même, une nouvelle injection de 10 centimètres cubes de sérum.

L'état général s'améliore rapidement. Le ventre n'est plus ballonné ni douloureux ; l'*examen bactériologique du pus donne une culture pure de streptocoques. Guérison.*

De tels succès sont restés isolés ; l'explication en est simple : dans l'observation de M. Pozzi, nous voyons que la péritonite était due à du streptocoque pur, mais le plus souvent la septicémie péritonéale est due à des associations microbiennes différentes, streptocoque et staphylocoque, ou coli bacille.

Rien d'étonnant, par conséquent, dans l'inefficacité des injections antistreptococciques contre les effets toxiques suscités par les produits solubles de microbes différents.

D'ailleurs, la question de la sérothérapie antistreptococcique est mal élucidée ; il n'existe pas un streptocoque, mais des streptocoques et, comme l'a démontré notre camarade le Dr Desse[1] ; « Un sérum antistreptococcique immunisant contre les effets d'une variété de streptocoque, n'immunise pas contre les effets d'une variété différente et de même espèce. »

D'après ces dernières recherches, qui viennent confirmer les expériences de Petrusky et van Vedel, on ne pourrait compter sur des effets curatifs suscités par le sérum de Marmorek, même dans les cas d'infection péritonéale streptococcique.

Injections salines. — Sahli de Berne fut le premier qui eut l'idée de traiter la septicémie péritonéale par les injections salines ; mais c'est M. Duret qui érigea ce mode de traitement en méthode. Le 18 décembre 1895, M. Pozzi appelait l'attention sur un cas de septicémie post-opératoire que lui avait communiqué M. Berlin, de Nice. La malade avait guéri après une seule injection de sérum de

[1] Desse, thèse de Lyon, décembre 1897.

1400 grammes. Depuis MM. Michaut, Lejars, Delbet, Tuffier ont rapporté des observations personnelles et les injections de sérum sont entrées dans la pratique courante.

Diverses voies sont à la disposition du chirurgien pour faire pénétrer directement dans l'organisme, les solutions salines. On peut, en effet, pratiquer les injections : 1° intraveineuses ; 2° artérielles ; 3° intrapéritonéales ; 4° hypodermiques. La voie artérielle est à bon droit redoutée. Pour combattre l'affection qui nous occupe, la voie intrapéritonéale est nettement contre-indiquée ; il ne reste plus à notre disposition que les injections veineuses et les injections hypodermiques.

L'étude des injections salines a été bien résumée par Claine dans un article paru dans la *Revue de chirurgie*.

Pour pratiquer une injection intra-veineuse, l'outillage suivant est nécessaire : un réservoir quelconque, muni d'un tuyau en caoutchouc de 1 m. 50 de long, auquel on adapte la canule du trocart moyen de l'appareil Potain, une paire de ciseaux, une sonde cannelée, une aiguille à sutures, une pince à disséquer, deux pinces hémostatiques, du fil de soie.

Injection intraveineuse. — Le vaisseau d'élection est une veine quelconque, superficielle, une saphène ou une veine du pli du coude. Après désinfection et anesthésie de la région, on découvre le vaisseau par une incision parallèle, on le dissèque sur une longueur de 4 à 5 centimètres, puis, le chargeant sur une sonde cannelée, on passe deux fils qui doivent servir à la ligature ; le fil inférieur est aussitôt noué, on incise alors la veine ;

après avoir expurgé l'air contenu dans le tube en caoutchouc, en faisant couler le liquide et sans interrompre le jet, on introduit la canule dans le bout supérieur de la veine. On détermine l'écoulement de la solution, en élevant le réservoir de 40 à 60 centimètres au-dessus du malade. Cette opération terminée, on retire la canule, on noue le fil supérieur et on applique sur la plaie un petit pansement iodoformé.

Injection hypodermique. — On peut employer pour faire une injection dans le tissu cellulaire, soit l'appareil Potain, soit une seringue de 20 centimètres cubes, soit les mêmes instruments que pour l'injection intraveineuse, en remplaçant la canule par une aiguille de l'aspirateur Dieulafoy. Le lieu d'élection est toute région à tissu cellulaire lâche : cuisse, fesse, épigastre, flanc, paroi thoracique. On enfonce l'aiguille au point choisi après avoir expulsé l'air de l'appareil ; lorsque la poche liquide qui se forme bientôt, est assez volumineuse, on retire l'aiguille, on ferme la plaie par une goutte de collodion et l'on recommence en d'autres points.

Saignée. — Transfusion. — On a conseillé de faire précéder l'injection d'une saignée de 200 à 300 grammes. Cette pratique est rationnelle, elle a d'ailleurs fourni d'excellents résultats.

Solutions à employer. — Peut on se servir d'eau distillée ? Les expériences de Bosc et Vedel ont montré que ce liquide introduit dans les veines est nuisible même à doses faibles et doit être rejeté. L'eau ordinaire, en revanche, n'aurait pas de toxicité; par son emploi, les globules rouges seraient moins détruits que par l'eau distillée; à la rigueur on pourrait l'introduire seule à haute dose, dans les vaisseaux.

Les solutions salées qu'on peut employer sont fortes ou faibles; fortes, à partir de 10 pour 100, elles sont dépourvues de danger à condition que la quantité de NaCl ne dépasse pas le triple de la quantité contenue dans le sang (thèse de Lacombe).

Solution de Rosenbach.	NaCl	60 gr.
	Eau.	1000 —
	Dose de 5 à 20 grammes.	

Solution de Chéron . .	Eau.	1000 gr.
	Sulfate de soude . .	80 —
	Phosphate de soude .	40 —
	NaCl	20 —
	Acide phénique . .	10 —

Les solutions de 5 à 7 pour 100 de NaCl sont dépour vues de toxicité et méritent notre préférence; les plus employées sont les suivantes :

NaCl	de 6 à 7 gr. 5.
Carbonate de soude . .	1 à 2 cg.
Eau	1000 gr.

NaCl	7 gr.
Sulfate de soude . .	7 —
Eau	1000 —

(Dastre, Delbet, Charrin.)

NaCl	5 gr.
Sulfate de soude. .	10 —
Eau	1000 —

(Hayem.)

L'addition de sulfate de soude est-elle rationnelle? Dans la *Presse médicale* du 9 décembre 1896, Hayem écrit : « Je me suis préoccupé de deux points : 1° choisir une solution saline n'altérant pas les globules du sang ; 2° la choisir de façon à lui faire acquérir une action thérapeutique visant l'intestin ; j'ai associé le sulfate de soude au NaCl pour remplir le second but », « mais le sulfate de soude modifie peut-être la vitalité des globules, dit Pozzi » et, en effet, M. le professeur Mayet croit que le sulfate de soude à 1 pour 100 peut être nuisible ; il enlèverait aux hématies leur élasticité et serait altérant; d'ailleurs, puisque Bosc et Vedel ont obtenu les mêmes effets et de solution salée simple, et de celle qui renferme du NaCl et du sulfate de soude en quantités égales, la solution salée à la dose de 7 pour 100 semble préférable.

Quelle quantité doit-on injecter ! Les solutions fortes de moins en moins usitées s'employaient à la dose de 5 à 20 grammes; quant aux solutions faibles, on a pu les injecter à doses énormes de 1500 grammes en une fois (Schwartz), 7 litres en sept heures, 26 litres en neuf jours (Lejars), mais il ne semble pas qu'une telle masse de liquide salé soit nécessaire pour obtenir l'effet thérapeutique cherché, alors même qu'on soit obligé d'agir vite ; des infections de 1200 à 1600 grammes en une séance et renouvelées deux ou trois fois par jour, sont assurément suffisantes.

Résultats. — Dès qu'on injecte 6 ou 700 grammes, avant même que l'opération soit terminée, le pouls se relève, devient plus ample, plus régulier, un léger sentiment de bien-être apparaît. Bientôt, quatre ou cinq minutes après l'injection, le malade entre dans la période de réaction critique caractérisée par une sensation de froid, un frisson, une ascension notable de la température, 40 à 41 degrés ; cette phase de l'action thérapeutique dure 30, 40 et 60 minutes ; puis vient la réaction post-critique ; le pouls, la respiration se calment ; la température redevient normale, les émonctoires (sueurs, urines) fonctionnent, l'intelligence devient plus vive.

Cette amélioration réelle, définitive ou temporaire, se produit même si l'exitus doit être fatal.

Il est difficile d'expliquer ces résultats et nous en sommes encore réduit à des hypothèses. Les injections de sérum, pratiquées comme nous avons dit, ne constituent pas à proprement parler un lavage du sang. La quantité de liquide employée est insuffisante et d'ailleurs y a-t-il toxiurie ? Comment se fait il que dans certains cas l'amélioration se montre avant la diurèse et que d'autres fois, avec une polyurie abondante, s'observe une aggravation notable des symptômes ?

Les injections de sérum artificiel agissent-elles surtout en relevant la pression artérielle et régularisant le cœur ? Cette action sur le système vasculaire est indéniable, mais est-elle cause ou conséquence de l'amélioration ? Peut-être que les injections salines ont une action dynamogénique en augmentant la résistance vitale ou en établissant au profit de l'organisme les conditions normales de défense. C'est dans cet ordre d'idées que Claisse a écrit dans la

Revue de chirurgie : « Il est possible que la gravité des accidents infectieux tienne en partie à une insuffisance dans l'action des phagocytes ; cette insuffisance serait elle due à l'hypertoxicité même du sang ? L'eau salée agit peut-être en diminuant cette toxicité par simple dilution ou apportant surtout des éléments qui relèvent la vie cellulaire ; celle-ci se réveille et la lutte reprend. » Quoi qu'il en soit, d'ailleurs, au point de vue pratique, les injections de sérum restent un moyen facile, très actif, pour combattre l'infection. Les contre-indications relatives de ce procédé thérapeutique sont : 1° le fonctionnement défectueux des reins, qui doivent suffire à éliminer l'excès d'eau introduite dans l'organisme ; 2° l'œdème cardiaque ; 3° l'hypertension artérielle.

Même dans ces cas, on pourra toujours faire appel aux injections salines, à la condition d'agir avec une grande prudence.

Pour combattre la péritonite post-opératoire, on les a employées avec succès, et ce mode de traitement est celui que préfèrent beaucoup d'auteurs, entre autres Pozzi.

Observation XXVIII

(Cerné, *Normandie médicale*, 1er mars 1896.)

Femme, vingt-cinq ans. Hématocèle rétro-utérine. Incision vaginale. Pendant l'opération, injection d'un litre de sérum sous la peau de l'abdomen. Le lendemain, signes d'une péritonite infectieuse des plus graves. On n'ose pas, vu l'état général, tenter une seconde laparotomie. Deux injections sous-cutanées de sérum par jour. Atténuation des phénomènes infectieux après chaque injection. Mort au sixième jour.

Observation XXIX

(Chevalier, *Ann. des org. génito-urin.*, février 1896.)

M... Fibrome de l'utérus, enclavé dans le petit bassin. Hystérectomie abdominale. Opération difficile, le 18 janvier. Durée de l'opération : une heure environ. Le lendemain, l'état général s'aggrave. T. = 38 degrés. P. = 96. Le surlendemain, T. = 39°4, P. 120, petit, fuyant; faciès grippé, ventre fortement ballonné; vomissements. La malade n'a pas émis de gaz par l'anus. On installe la canule rectale. Vessie de glace sur la partie supérieure de l'abdomen. Injections sous-cutanées de sérum. Piqûres de caféine. Il semble qu'il y ait un peu de détente. Les vomissements reprennent dans la nuit et la malade succombe.

Observation XXX

(Monod, *Bull. Soc. de chirurgie*, 8 janvier 1896.)

Homme, vingt-neuf ans. Laparotomie le 9 mars, dans l'hypothèse d'une appendicite. On tombe sur une masse mésentérique qu'il ne peut être question d'enlever. Fermeture du ventre.

10 mars. — Bon état, pas de fièvre, mais urines rares, pas de selles.

11 mars. — Etat grave, malgré température de 37°8. Pouls petit, 130. Extrémités froides. Vomissements noirâtres. Pas de selles, pas de gaz. Faciès péritonitique.

Réouverture du ventre ; pas d'épanchement. Péritoine et anses intestinales rouges. Lavages à l'eau bouillie. Un litre de sérum abandonné dans le péritoine.

12 mars. — La nuit a été passable. Mais, le matin, l'état général est très mauvais. Pouls imperceptible. Refroidissement périphérique.

Injection intraveineuse de 1800 grammes de sérum Hayem.

L'effet est immédiat. Le malade se remonte complètement et malgré température de plus de 38 degrés, il continue à aller bien pendant trente-six heures.

13 mars, soir. — Délire, langue sèche, vomissements, pouls misérable, sueurs froides. Mort dans le collapsus.

Autopsie. — Infiltration purulente de tout le mésentère.

La situation était donc sans ressources.

Observation XXXI

(Michaux, *Bull. de Soc. chir.*, 8 janvier 1896.)

Femme de trente-quatre ans. Double pyosalpinx très infecté. Hystérectomie vaginale, le 14 septembre 1895.

Au bout de deux jours, vomissements abondants, absolument porracés, ballonnement du ventre. Malade absolument perdue. Réouverture du ventre. Drainage abdomino-vaginal. Grands lavages à l'eau salée et au sublimé pendant six à huit jours. Deux injections intraveineuses de 1200 et de 1500 grammes dans les veines du bras. Guérison inespérée après six à sept jours de lutte acharnée.

Observation XXXII

(Michaux, *Bull. Soc. de chir.*, 8 janvier 1896.)

Jeune fille de vingt-deux ans. Pyosalpinx avec pelvipéritonite suppurée. Etat fébrile avant l'opération. Hystérectomie vaginale à l'hôpital Beaujon, le 15 décembre 1893.

Le 16 décembre, va bien ; le soir, vomissements porracés ; pouls 110, ventre encore souple. T. = 38 degrés, pouls rapide. Glace sur le ventre. Purgation.

Le 17 décembre, l'état est toujours très grave. Injection intraveineuse de sérum artificiel.

18 décembre. — Légère amélioration, mais le pouls reste rapide.

L'amélioration ne persiste pas, la malade succombe le 20 décembre à 9 heures et demie.

Observation XXXIII (Michaux, *id.*).

C..., Eugénie. Affreuse pelvipéritonite. Une des plus difficiles et laborieuses hystérectomies vaginales que j'aie faites.

Accidents presque immédiats. Injection intraveineuse de 1000 grammes de sérum. Mort dans la nuit.

Observation XXXIV (Michaux, *id.*)

Jeune femme de vingt-cinq ans. Fistule purulente persistante du petit bassin. Ouverture et grattage très minutieux. Le soir, même état très grave, facies grippé, etc.

20 mai. — Injection de 1 litre et demi de sérum artificiel. Mort à 3 heures. Décomposition très rapide vérifiant le diagnostic.

Observation XXXV (Michaux, *id.*).

Mme B..., concierge, trente ans, Pyosalpinx volumineux bien collecté. Incision facile d'une grosse poche gauche par le cul-de-sac postérieur, le 10 novembre 1893.

11 novembre. — La température s'élève, le ventre se ballonne, T. = matin, 37°8 ; soir, 38°6.

12 novembre. — T. = 38 degrés. Injections de caféine. Purgation.

13 novembre. — Pouls petit, fréquent, état grave, non désespéré.

14 novembre. Facies grippé, ventre ballonné ; agitation extrême. T. = 38 degrés, pouls à peine sensible, langue parfaite. Applications de glace sur le ventre. Injections intraveineuses de

1000 grammes de sérum artificiel. Effet à peine sensible. Mort le soir même.

Observation XXXVI (Michaux, *id.*).

Mme R..., trente-neuf ans. Fibrome utérin, volumineux, envahissant les deux ligaments larges. Tentative d'ablation totale après symphyséotomie préalable. Le fibrome ne peut être mobilisé. Morcellement immédiat. Opération pénible ; durée, une heure et demie. Etat très grave. Injection immédiate de 1250 grammes de sérum artificiel dans la veine basilique.

La malade, bien que dans un état très grave, se soutient pendant cinq jours. Purgation, piqûres de caféine, lavements. Application de glace sur le ventre.

Au cinquième jour, T. = 38°2 ; pouls extrêmement fréquent et petit, 150. Deuxième injection intraveineuse de 7 à 800 grammes de sérum artificiel. Lavement purgatif, caféine. Relèvement momentané du pouls pendant quelques heures, puis aggravation. Mort, le sixième jour à 7 heures du matin.

CHAPITRE VII

CRITIQUE DES DIVERS TRAITEMENTS

Nous avons vu dans les précédents chapitres qu'en somme les interventions qui ont été dirigées contre les péritonites post-opératoires peuvent se diviser en interventions qui agissent sur l'état général du sujet ou en interventions portant directement sur les lésions locales du péritoine.

Au premier groupe appartiennent les injections de sérum, soit qu'il s'agisse de sérum spécifique ou de sérum artificiel injecté en quantité considérable de façon à effectuer ce qu'on a appelé le lavage du sang ; au deuxième groupe se rattachent les laparotomies suivies de lavages de la séreuse ou de drainage réalisés de différentes façons. Il nous reste maintenant à grouper ces différents procédés, à les mettre en parallèle les uns avec les autres et à comparer leur valeur réciproque. Mais auparavant une question se pose. Pouvons-nous d'ores et déjà, d'après les faits que nous avons recueillis ou observés nous-même, conclure à l'utilité et à la nécessité d'une intervention d'ordre quelconque.

Il nous semble que sans hésitation nous devons répondre par l'affirmative et ne point nous borner à cette thérapeutique d'inaction si vigoureusement défendue par

Albert de Brenn, Hartmann, Hegar et Kaltenbach; nous croyons l'intervention nécessaire parce que les observations que nous avons eues entre les mains nous montrent nettement des guérisons certaines et cela par les différents procédés auxquels on a pu avoir recours; et parmi ces observations, celle que nous devons à M. le professeur Poncet est tout spécialement concluante. De tels résultats, seraient-ils même en très petit nombre, devraient forcer la main du chirurgien; car la guérison spontanée de la péritonite post-opératoire est exceptionnelle; et si par hasard on intervenait pour une péritonite qui aurait peut-être pu guérir d'elle-même, il ne faudrait pas regretter l'intervention; on aurait simplement activé la guérison sans risquer de laisser mourir des malades que la chirurgie aurait pu sauver.

Il faut donc intervenir et, pour ce, quelle sera la meilleure manière de faire? Que faut-il penser des résultats fournis par les injections de sérum spécifique? Parmi ces sérums, un seul est bien connu; il a fait l'objet de recherches expérimentales et cliniques; nous voulons parler du sérum antistreptococcique de Marmorek.

Une seule de nos observations se rapporte à ce mode de traitement et c'est un cas de guérison. Nous ne croyons pas que la conviction puisse être entraînée par cette observation heureuse. Certainement, en effet, le sérum antistreptococcique a été employé bien des fois comme traitement des péritonites post-opératoires, et si les observations n'ont pas été publiées, c'est qu'indubitablement l'insuccès a été constant: d'autres considérations viennent plaider contre l'action du sérum antistreptococcique: tout d'abord, des faits cliniques; nous voulons parler des résultats très incertains de ces injections spécifiques dans le traitement d'affections dues au microbe de Fehleisen, l'érysipèle de la face ou chirurgical entre autres ; si en effet on a obtenu des résultats probants au cours de recherches expérimentales sur les animaux, il n'en est plus de même dans la thérapeutique humaine et il ne semble pas que l'on puisse attacher une grande confiance au traitement par le sérum de Marmorek dans des affections nettement streptococciques. On comprend dès lors combien plus incertains encore seront les résultats de ce traitement lorsqu'il sera dirigé contre une péritonite infectieuse : d'une part, en effet, les lésions sont dues dans la majorité des cas à des infections microbiennes multiples associées et, d'autre part, la péritonite serait-elle uniquement streptococcique, la pluralité des espèces du microbe de Fehleisen expliquerait les insuccès. Les injections intra-veineuses semblent avoir donné de meilleurs résultats et, en tout cas, elles ont joui d'une faveur plus grande ; nous avons vu précédemment qu'elles ont favorisé des guérisons.

En tout cas, constamment, à la suite de ces injections, on a noté un relèvement de l'état général coïncidant avec l'amélioration du système sanguin ; le plus souvent on observe un relèvement du pouls qui, de mou et dépressible, devient fort et plein. Les battements cardiaques sont souvent ralentis et des décharges urinaires démontrent l'élimination d'une certaine quantité de toxines, mais, il faut le dire, ces résultats sont transitoires. Après cette amélioration momentanée, de nouveau des phénomènes toxiques surviennent : la péritonite continue son œuvre et la mort n'est que peu retardée. Dans les observations que nous avons rapportées, la proportion des morts est considérablement plus élevée que celle des guérisons : 7 morts sur 9 cas.

Ceci est en rapport avec ce fait que l'injection intraveineuse est un traitement symptomatique et ne peut nullement être considérée comme curative. Le lavage du sang débarrasse momentanément l'organisme de l'action des toxines élaborées au niveau du péritoine, mais n'intervient nullement sur le foyer d'infection et c'est sur lui qu'il faut agir. Nous ne croyons donc pas que, dans le but de sauver des malades atteints de péritonite, on doive se borner aux injections intraveineuses, les injections salines doivent être considérées comme des adjuvants pour permettre à un malade de se débarrasser de l'intoxication persistante qu'une péritonite opérée par laparotomie aura pu laisser dans son organisme.

Il est en effet, pour nous, indubitable qu'il faut avoir recours à la laparotomie ; cette conduite découle tout naturellement des observations que nous avons rapportées ; si quelques cas heureux ont été publiés à la suite de l'emploi des méthodes précédentes, on voit la proportion des guérisons s'élever considérablement lorsque l'intervention chirurgicale aura été dirigée sur la lésion elle-même. Ces laparotomies ont été pratiquées tout d'abord avec lavage consécutif des anses intestinales, dans le but de désinfecter les séreuses comme on désinfecte la cavité d'un abcès ; l'idée théorique était excellente, mais la pratique a montré qu'il valait peut-être mieux avoir recours au simple drainage du péritoine ; nos observations montrent en effet que, sur 12 cas où la laparotomie a été suivie de lavage, on n'a eu que 7 guérisons, alors que sur 12 cas traités par le drainage, on rapporte 9 guérisons.

Comment comprendre ces résultats cliniques ? Cela paraît d'autant plus difficile au premier abord que s'il est fait avec des solutions chaudes intraveineuses, le lavage ne peut pas intervenir d'une façon nocive sur les phénomènes physiologiques, circulatoires et respiratoires (conclusion des recherches expérimentales entreprises par M. Tixier). Au contraire, à la suite du lavage, on observe d'une façon constante la régularisation du pouls ; il ne semble donc pas que les phénomènes de shock soient à redouter. C'est là un fait qui ne doit point nous étonner, mais qui ne saurait influencer beaucoup sur la conduite à tenir. En effet, cette amélioration transitoire du pouls est due à l'absorption d'une quantité notable de liquide par les vaisseaux intestinaux ; cette masse liquide donne chez le malade une amélioration identique à celle des injections intraveineuses ; ce mieux passager est trompeur ; il peut faire espérer une guérison de la péritonite, alors que le lavage de la cavité péritonéale peut, selon nous, présenter de nombreux inconvénients, dont le premier est ce fait que le lavage transporte dans tous les recoins de la séreuse l'infection microbienne et ses toxines solubles, car ces lavages ne peuvent être faits avec des solutions antiseptiques fortes; il ne faut pas espérer détruire les germes infectieux, tout au plus peut-on croire à une action heureuse mécanique.

Si donc la péritonite n'était pas absolument généralisée, le cas est fréquent, si elle avait quelque tendance à se localiser, on enlève au malade toutes les chances de salut par la pratique du lavage ; il existe un autre inconvénient. Nous avons vu que les anses intestinales absorbaient considérablement au cours du lavage ; si l'eau de celui-ci est absorbée par l'intestin, il en sera de même des toxines microbiennes qui seront jetées à doses massives dans le torrent circulatoire.

Enfin, quoi qu'on en dise, il existera des phénomènes de shock, momentanément masqués par la plénitude du pouls; ils sont néanmoins indubitables et ils manifesteront certainement leurs effets, au bout de quelques heures. Pour ces raisons, nous croyons donc la laparotomie avec lavage certainement supérieure aux méthodes qui ne s'adressent pas au péritoine, mais inférieure au dernier procédé que nous allons étudier, la laparotomie avec drainage multiple.

Ici, les résultats statistiques sont meilleurs : 9 guérisons sur 12 cas est un résultat presque merveilleux. Du reste, le fait de M. le professeur Poncet nous a fait voir tout le bénéfice qu'on pouvait attendre d'une pareille intervention. Dans la laparotomie avec drainage, les phénomènes de shock sont réduits au minimum. Il n'est pas nécessaire d'anesthésier le patient, vu le peu de durée de l'acte opératoire; quelques coups de ciseaux font sauter les points de suture de la plaie qui se désunit sans difficulté ; l'intestin est largement mis à jour et sans qu'aucune manœuvre de manipulation ou de trituration soit nécessaire, de larges compresses de gaze sont placées dans les plaies, au milieu des anses intestinales, exerçant là une action particulièrement utile. Ce drainage à la gaze attire, en effet, par imbibition, les liquides septiques épanchés et cela par un travail lent sans que les anses intestinales soient déplacées, sans risque de diffuser l'infection dans des points peut-être encore respectés. D'autre part, les parois intestinales adhèrent très vite à la gaze; elles sont immobilisées dans cette position, soudées les unes aux autres, réalisant déjà par ce mécanisme le mode de guérison spontané des péritonites. Drainage et immobilisation des anses intestinales, telle est l'action heureuse de la gaze, et cela d'autant plus que les phénomènes de shock sont réduits au minimum.

Mais le drainage obtenu par la laparotomie est quelquefois insuffisant ; il est difficile d'évacuer par cette voie les liquides qui viennent s'accumuler dans le cul-de-sac de Douglas ; une utile intervention adjuvante sera l'incision et le drainage de ce cul-de-sac, complément opératoire facile, praticable sans anesthésie, réalisant des conditions parfaites au point de vue de l'évacuation des liquides septiques. En disant intervention simple, nous avons dans l'idée qu'il s'agit de femmes, car c'est, dans l'immense majorité des cas, sur ce sexe qu'auront été pratiquées les interventions abdominales. Pourtant, s'il s'agissait d'hommes, ce drainage pourrait être encore appliqué soit en utilisant la voie prérectale, soit en drainant, comme l'a pratiqué M. Jaboulay, au travers de l'échancrure sciatique, mais c'est certainement une intervention beaucoup plus grave, rarement praticable. Nous terminerons donc ce chapitre en rejetant les traitements qui ne visent pas directement la cavité péritonéale. L'action des sérums antistreptococciques est aléatoire, vu la pluralité des espèces microbiennes : le lavage du sang seul est insuffisant. Le lavage de la cavité péritonéale fait courir au malade les dangers de diffusion de la péritonite et d'absorption massive de toxines. Seule la laparotomie avec drainage abdominal et pelvien réalise d'heureuses conditions ; on pourra combiner cette intervention chirurgicale avec les injections intraveineuses qui seront alors très utiles ; elles rendront de grands services en relevant temporairement les forces du malade épuisé et surtout en lui permettant d'éliminer les poisons microbiens qui l'intoxiquent et dont on aura tari la source par l'intervention abdominale.

CONCLUSIONS

La péritonite infectieuse généralisée post-opératoire résulte, comme le nom l'indique, d'une infection péritonéale dont le mécanisme peut être différent dans le cours d'une opération intra-abdominale et dont le traitement préventif varie suivant le cas.

Lorsque la péritonite évolue, le traitement médical (opium-purgatifs), qui peut avoir son utilité dans des états infectieux atténués, ne saurait être seul employé.

Nous voulons plus particulièrement mettre en relief le traitement chirurgical post-opératoire tel que nous l'avons vu pratiquer par M. le professeur Poncet. Le point de départ de ce travail a été précisément une observation personnelle recueillie à la clinique de M. le professeur Poncet et dans laquelle nous fûmes témoin d'une véritable résurrection par le traitement chirurgical. Ce traitement comporte deux interventions : 1° la réouverture du ventre, par l'ablation de toutes les sutures, et 2° l'incision du cul-de-sac postérieur du vagin chez la femme avec large drainage.

La réouverture du ventre s'impose d'après M. le professeur Poncet, ainsi d'ailleurs qu'il résulte de nos observations, dans toute péritonite infectieuse aiguë post-opératoire,

Ce traitement, pour être efficace, doit être précoce; il ne faut pas hésiter dès le lendemain de l'opération par exemple, lorsque l'état général du malade, les vomissements, le ballonnement du ventre, etc., indiquent une péritonite aiguë généralisée, à recourir à cette thérapeutique. Il faut, suivant M. le professeur Poncet, traiter la cavité péritonéale infectée comme un abcès, ouvrir, draîner, largement, le plus rapidement possible.

Ici l'écueil à éviter est de vouloir trop bien faire; on doit se contenter, d'après ce chirurgien, de réouvrir le ventre, mais s'abstenir systématiquement, ainsi que l'a établi M. Tixier dans sa thèse, de toute espèce de manœuvre intraabdominale, de toute tentative de lavage, d'éviscération, etc., etc. De telles complications opératoires ne peuvent qu'augmenter le collapsus et le rendre rapidement mortel; de même, il faut bannir l'anesthésie nécessaire pour établir des contre-ouvertures et un drainage en d'autres points de la cavité abdominale; et d'ailleurs, dans l'espèce, ce drainage ne saurait être parfait.

Toutefois, l'incision du cul-de-sac postérieur du vagin avec drainage permanent viendra compléter la réouverture du ventre dans le cas d'exsudation péritonéale abondante.

Dans tous les cas, la réouverture du ventre et l'incision du cul-de-sac vaginal postérieur, opérations isolées ou combinées, doivent être menées très rapidement.

C'est alors également que les injections chaudes, salées, intraveineuses, sous-cutanées, etc., peuvent être utiles.

Les accidents aigus de péritonite infectieuse généralisée post-opératoire ainsi conjurés, il faut encore surveiller de tels malades, chez lesquels des foyers infectieux intrapéritonéaux peuvent se localiser de ci, de là, et nécessiter ultérieurement leur ouverture ; on sera renseigné à ce sujet par l'état général du malade, et surtout la température.

En résumé, nous appuyant : 1° sur la mortalité presque absolue des péritonites infectieuses post-opératoires qui évoluent sans traitement ; 2° sur les rares cas de guérison obtenus par les injections salines employées seule, 2 sur 9 ; *3° sur les résultats heureux fournis en plus grand nombre par la réouverture et le lavage du ventre*, 7 sur 12 ; *4° sur les succès relativement plus nombreux dus à la réouverture suivie de drainage*, 9 sur 12 :

Nous préconisons ce dernier mode de traitement complété par l'action bienfaisante des injections salées ; il n'est plus permis de laisser succomber des malades atteints de péritonite infectieuse généralisée post-opératoire, en se contentant du traitement médical auquel on a recours souvent encore, malgré son impuissance.

Nous ne prétendons pas que toutes les péritonites infectieuses post-opératoires doivent ainsi guérir ; les formes sèches fourniront encore un contingent très élevé de morts ; mais nous sommes convaincu, d'après nos recherches et surtout après la guérison de la malade que nous avons suivie dans le service de M. le professeur Poncet, que l'unique chance de guérison est dans le traitement que nous avons indiqué.

BIBLIOGRAPHIE

Adenot, Gaz. hebd., Paris, 16 mars 1895.

Albert, Trait. chir. clin. et op.

Baldy, New-York, med. journ., p. 721, 1888, 5 nov. 1887.

Bois, Bul. Soc. chir., p. 413, XXII, 1896.

Boisc, Gau. Americ. med. cong., sept. '875.

Bouilly, Bul. therap., 15 août 1895.

Bosc, Nouv. Mont., 7 nov. 1896.

Caffery, Med. News, 20 mai 1893.

Cahier, Occlusions intestinales aiguës.

Chambers, N.-York, med. journ., p. 174, 1888.

Cerné, Normandie médicale, 1er mars 1896.

Chevalier, Ann. mal. org. génit., fév. 1896.

Clark, Amer. journ. of. obst., av. 1896.

Cordier, Jour. Amer. med. An., 9 juill. 1896.

Doucet, Thèse Paris, 1888.

Duffau-Lagarosse, Thèse de Bordeaux, 1893.

Duret, Sem. gyn., 28 av. 1896.

Desse, Thèse de Lyon, décembre 1897.

Elsner, N. York med. j., juin 1892.

Fabre, Lyon méd., oct. 1893.

Forgue et Reclus, Traité de chirurgie opératoire.

Fourmeaux, Journ. sc. med., Lille, août 1896.

Fraisse et Legrain, Arch. toc., janv. 1892.

Fritz, Berl. klin. Woch., nov. 1890.

Gardner, Canada med. and surg. journal, p. 147, nov. 1897.

Gill Wylie, New-York, med. Record, 19 mars 1887.

GRAVITZ, Charite Annales, XI.
GUBAROFF, Arch. für Gynœk., XLIX.
HADRA, N. Y., med. j., 2 juin 1894.
HARTMANN, Ann. de Gyn., fév. 1896.
HUMISTON, Ann. j. of. obst., juillet 1895.
HAYEM, Presse médicale, 9 décembre 1897.
HOUZÉ, Thèse de Paris, 1890.
JABOULAY, Lyon médical, 1895-1897.
JAYLE, Presse médicale, 1895, thèse Paris, 1895.
JULLIEN, Méd. mod., juin 1891, Arch. toc., 1892.
KEEN, Med. News, 26 mars 1887.
KŒBERLE, Gaz. med. Strasb., 1867.
KŒNIG, Trait. de path. chirurg.
KOCHER et TAVEL, Maladies infectieuses chirurgicales, Bâle, 1895.
LACOMBE, Thèse de Paris, 1897.
LEJARS, Sem. méd., 1896
LEVRAT, Thèse de Paris, 1880.
MAC FARLANE, Journ. Am. med. An., mai 1896.
MAYET, Soc. Biologie, 5 décembre 1896.
MEREDITZ, Lancet, 5 nov. 1896.
MEYRAT, Ann. de Gyn., oct. 1896.
MICHAUX, Bul. Soc. Chirurg., XXV, 1896.
MICKULICZ, Arch. für Chirurgie, III.
MILLOT-CHARPENTIER, Union méd., avril 1890.
MOULONGUET, Arch. prov. de chirurgie, mai 1894.
MUNDÉ, Amer. journ. of obst., t. XXI, 1888.
OHAGE, North Western Lancet, vol. IV, n° 16.
PENROSE, Philad. med and surg. Rep., 22 oct. 1887.
PICHEVIN, Nouvelles archiv. d'obst., sept. 1892.
PONCET, Lyon médical, juin 1897.
POZZI, Traité de Gynécologie.
REICHEL, Deutsch. Zeits. für Chir., XXX, 1890.
REYNIER, Soc. méd., Paris, mai 1894.
RIDLLE-GOFFE, Trans. of the Amer. Soc., 1892.
RIOBLANC, Arch. de méd. et de chir. militaires, 1890.
SCHWARZ Merc. med., oct. 1894. — Ann. de Gynéc., 1897.

SCHWARZ DE HALLE, Berlin. klin. Woch., 1891.

SIMON, Th. de Paris, 1897.

SMITH, Chir. abdominale.

TUFFIER, Gaz. Hebd., mai 1896.

TRUC, Th. d'agrég., 1886.

TIXIER, Th. de Lyon, 1897.

TAIT, Traité de chir. des mal. de femmes.

VAUDER-VEER, Ann. of Surgery, 1888.

VERCHÈRE, Rev. de Chir., 1888.

VIGOUR, Th. de Paris, 1897.

VINCENT, Notes Gyn., 1883.

SPENCER WELS, Diagnostic et traitement chirurgical des tum. abd., p. 102.

TABLE

Lyon. — Imp. Pitrat Ainé, A. Rey Succ., 4, rue Gentil. — 16571

www.ingramcontent.com/pod-product-compliance
Ingram Content Group UK Ltd.
Pitfield, Milton Keynes, MK11 3LW, UK
UKHW020409230726
13925UKWH00003B/1329

9 782013 582926